YOGA, MUDRAS E CHAKRAS

Martine Texier
Philippe Vincent

YOGA, MUDRAS E CHAKRAS

Os movimentos da energia vital

Tradução:
ROSANE ALBERT

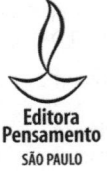

Editora
Pensamento
SÃO PAULO

Título do original: *Yoga, Mudrâs et Chakras.*

Copyright © 2007 Le Souffle d'Or.

Publicado por intermédio de Enlama S.r.l.

Copyright da edição brasileira © 2010 Editora Pensamento-Cultrix Ltda.

1ª edição 2010.
7ª reimpressão 2023.

Todos os direitos reservados. Nenhuma parte desta obra pode ser reproduzida ou usada de qualquer forma ou por qualquer meio, eletrônico ou mecânico, inclusive fotocópias, gravações ou sistema de armazenamento em banco de dados, sem permissão por escrito, exceto nos casos de trechos curtos citados em resenhas críticas ou artigos de revistas.

A Editora Pensamento não se responsabiliza por eventuais mudanças ocorridas nos endereços convencionais ou eletrônicos citados neste livro.

Coordenação editorial: Denise de C. Rocha Delela e Roseli de S. Ferraz
Preparação de originais: Gilson César Cardoso de Sousa
Revisão de provas: Indiara Faria Kayo

Dados Internacionais de Catalogação na Publicação (CIP)
(Câmara Brasileira do Livro, SP, Brasil)

Texier, Martine
　　Yoga, mudras e chakras : os movimentos da energia vital / Martine Texier, Philippe Vincent ; tradução Rosane Albert. -- São Paulo : Pensamento, 2009.

　　Título original: Yoga, mudrâs et chakras.
　　Bibliografia.
　　ISBN 978-85-315-1671-9

　　1. Chacras 2. Cura 3. Ioga 4. Mudras (Hinduísmo) I. Vincent, Philippe. II Título.

10-04721　　　　　　　　　　　　　　　　　　　　　　　　　　　　CDD-615.852

Índices para catálogo sistemático:
1. Chacras : Energia vital : Terapia psíquica　615-852
2. Ioga : Energia vital : Terapia psíquica　615.852
3. Mudras : Energia vital : Terapia psíquica　615.852

Direitos de tradução para o Brasil adquiridos com exclusividade pela
EDITORA PENSAMENTO-CULTRIX LTDA., que se reserva a propriedade literária desta tradução.
Rua Dr. Mário Vicente, 368 — 04270-000 — São Paulo, SP
Fone: (11) 2066-9000
http://www.editorapensamento.com.br
E-mail: atendimento@editorapensamento.com.br
Foi feito depósito legal.

Sumário

Prefácio de Yves Mangeart 9

1. Introdução 13
   Martine Texier 13
   Philippe Vincent 14
   O encontro do yoga e dos mudras 15

2. Guia da prática 17

3. Os mudras 21
   Mudra e tradição 21
   A prática dos mudras 24
   O simbolismo dos dedos 28
   Preparação para a prática dos mudras 38
   Flexibilização das mãos e dos dedos 43

4. A prática dos sete mudras 47
   Primeiro mudra 50
   Segundo mudra 53
   Terceiro mudra 56
   Quarto mudra 59
   Quinto mudra 62
   Sexto mudra 65

Mudra de ligação 68
Sétimo mudra 71
Mudra de meditação 74

5. A postura 77
   Postura e tradição 77
   Mudra e postura 79

6. Sinfonia para a vida 81
   Mudras e posturas 81
   O triângulo 81
   A cobra 85
   A mesa de quatro pés 88
   O devoto 91
   O peixe 93
   A árvore 96
   A palmeira 99
   A meditação sentada 102
   Quadro de recapitulação 104

7. Os chakras 107
   Definição 108
   A sensibilização dos chakras 110
   Primeiro chakra: Mûlâdhâra: Centro da raiz 113
   Segundo chakra: Svâdhichthana: Centro vital ... 114
   Terceiro chakra: Manipûra: Centro da ação 115
   Quarto chakra: Anâhata: Centro do amor 116
   Quinto chakra: Vishuddha: Centro da expressão 117
   Sexto chakra: Âjnâ: Centro da vontade e da
   inteligência 118
   Sétimo chakra: Sahasrâra: Centro da espiritualidade 119
   Os chakras e os períodos da vida 120
   Chakra 1: Início da existência: a encarnação 121
   Chakra 2: A dimensão afetiva 123
   Chakra 3: O centro da ação 126
   Chakra 4: O despertar para o amor 128

Chakra 5 : A vida adulta 131
Chakra 6: A força da idade 133
A ligação terra-céu: Rumo à sabedoria 136
Chakra 7: A sabedoria 137

Conclusão 140
Bibliografia 143

Agradecimentos

à

Christine Vincent por sua participação constante,

Franck Ardito pela qualidade das fotos dos mudras,

Yves Mangeart por sua ajuda na finalização deste livro,

Élise Moussy pelas fotos de yoga,

Caroll Mathieux por tirar as fotos de posturas de yoga,

Anne-Marie Arnaud por suas releituras e correções pertinentes.

Prefácio
de Yves Mangeart

Eis um livro muito original. No mundo objetivo onde nos situamos – um mundo de objetos –, ele nos inicia na prática da energia. As ondas de energia que movimentam nossas funções vitais, sensoriais e mentais moldaram e ainda moldam sutilmente nossos corpos todos os dias.

Por meio de alguns toques sutis, descrevendo os centros emocionais energéticos, nos são propostas chaves fabulosas que, ao girar, abrem as portas da liberação. Fica bem claro aqui que todo o nosso desenvolvimento se baseia nas lembranças registradas no início, na origem da nossa existência. Como para o disco rígido de um computador, é necessária a "inicialização": ela grava as funções básicas que permitem que ele funcione a seguir. Todos os usos ulteriores que forem salvos na memória obrigatoriamente irão recorrer a elas.

A vida, em seus primórdios, gravou ondas de energia afetivas, pequenas e grandes. Tudo o que se construiu em seguida apoiou-se nesses alicerces energéticos. E, como o escultor que leva em conta para realizar sua obra-prima as veias e os nós da madeira em que está trabalhando, nós devemos crescer e evoluir com as formações de energia gravadas na memória.

A prática diária de Chakras-Mudras-Âsanas consistirá em reconhecer, acolher e exprimir de maneira bem mais apurada nossa afetividade. Quantas miniemoções são negligenciadas por nossa visão, audição, paladar, olfato e tato! Se nos tornarmos sutilmente atentos, elas vão ocupar melhor seu espaço, entrar em ação, purificar-se, tornar-se mais plásticas, mais puras, abrindo-nos ao mesmo tempo para um conhecimento mais amplo de nós mesmos e uma expressão mais rica de nossa natureza.

A passagem da emoção ao sentimento nos faz evoluir e nos permite integrar todas as dimensões de energia vital gravadas na memória, situando-as no lugar correto nessa grande "*aventura da consciência e da alegria*" (Sri Aurobindo).

O livro inova ainda pelos mudras devidos à intuição de Philippe Vincent. Sua prática pressupõe a emoção provocada pelo contato particular dos dedos das duas mãos. De acordo com o chakra estimulado e as lembranças ativadas, as repercussões energéticas inundam de uma só vez o corpo inteiro, em ressonância com o universo.

Afetividade é movimento de energia, respiração, flutuação de vida. É um jogo poderoso que se estabelece na imobilidade da dança energética da postura (âsana). Mas, aí também, a âsana é tratada de maneira original neste livro: a postura que revela e exprime, dentro da materialidade agitada do corpo, o jogo da consciência em funcionamento.

Este livro é um caminho iniciático, por isso nenhuma de suas etapas deve ser negligenciada. Com os dedos, será preciso fazer exercícios para adquirir flexibilidade, para despertar com eles as ressonâncias afetivas no corpo. Virá depois o aprendizado da prática de mudras, explorando-se a sensibilidade das profundezas do íntimo. Assim, as posturas tomarão um impulso que se renovará sempre, acompanhando a elevação da consciência. As meditações sobre os chakras vão preparar a recuperação das lembranças que eles concentram e propagam. A "Sinfonia para a vida" terá manifestado então toda a sua força.

1.
Introdução

Este livro nasceu do encontro e da amizade entre uma professora de yoga e um especialista em tratamento capilar e professor de artes marciais.

Martine Texier

Martine Texier ensina o Yoga de Energia desde 1981 e é professora na Escola de Yoga de Évian desde 1986. Fundou também, com Yves Mangeart, a Escola EVE de Yoga-Maternidade-Nascimento. Seus dois livros, *L'attente sacrée, 9 mois pour donner la vie* e *Accouchement, naissance: un chemin initiatique**, testemunham essa experiência.

---

* Publicados pela editora Souffle d'Or.

Todos os anos, ela propõe em seus cursos uma prática de yoga em harmonia com um tema de pesquisa. Durante dois anos, o tema proposto aos grupos mais adiantados foi "os CHAKRAS". O relaxamento, a respiração, as posturas e a meditação são feitos com a atenção e a sensibilidade concentradas nesses centros de força.

É essa prática que você vai descobrir nas páginas que se seguem.

Philippe Vincent

Philippe Vincent é, por um lado, especialista em tratamento capilar: ele colocou sua sensibilidade e suas percepções de energia a serviço de sua profissão. Essa, ao longo de sua experiência, tornou-se muito diferente da profissão de um especialista clássico. Ele descobriu uma reflexologia craniana e estabeleceu uma cartografia de pontos precisa, da qual se utiliza em sua atividade.

Por outro lado, a prática de artes marciais como o judô, o aikidô e o tai chi chuan o levaram a sentir o movimento da energia vital na ponta dos dedos.

Em seu livro *Les Mudras, une gestuelle énergétique**, Philippe Vincent realizou uma síntese dessas diferentes práticas.

Os mudras utilizados nesta obra inovam igualmente ao codificar as posições das mãos e dos dedos que, integrados em uma dinâmica respiratória, favorecem a liberação de energia.

O encontro do yoga e dos mudras

Durante muitos anos, Martine e Philippe trocaram regularmente informações sobre suas atividades, avaliando as experiências e procedimentos um do outro. Conscientes da complementaridade das técnicas que ambos ensinavam, decidiram trabalhar juntos.

Este livro é o fruto da pesquisa e da colaboração dos dois em torno do tema dos chakras e dos mudras.

Uma sessão completa nasceu desses encontros: a prática global – mudras e posturas – permite estimular e regularizar a energia dos chakras principais.

---

* Os asteriscos remetem à bibliografia no fim do livro.

Philippe começou pela elaboração de uma série de sete mudras em ressonância com os sete chakras principais do ser humano.

Martine criou uma sessão de sete posturas em harmonia com esses mudras e com os chakras correspondentes.

Desde as primeiras experiências com o ensino da sessão completa, **Sinfonia para a Vida**, os resultados foram admiráveis: os participantes sentem, depois da prática, uma grande harmonia em sua energia e sobretudo a paz interior que lhes permite estar mais presentes em seu dia a dia.

2.
Guia da prática

Este livro é um guia de aprendizagem de uma nova língua: a do corpo e de suas energias. Para assimilá-la, é preciso uma prática regular que se estenda por um bom tempo.

Para começar, você vai flexibilizar as mãos e os dedos antes de praticar os mudras.

Em seguida, vai conhecer as posturas com os mudras correspondentes. Depois, chegará o momento de sensibilização dos chakras.

Nesse ponto, apresentaremos algumas orientações para guiá-lo em uma experiência que integra as três partes do livro: os mudras, as posturas e os chakras.

Dentro das suas possibilidades, escolha um momento tranquilo, de manhã ou no transcorrer do dia.

Prática de quinze minutos

Determine o chakra que deseja harmonizar, sintonize-se com sua energia e pratique o mudra e a postura correspondente.

Recomenda-se começar pelos chakras da parte inferior do corpo e subir progressivamente ao longo da experiência.

De início, dedique uma semana de prática diária para cada mudra-postura-chakra.

Prática de meia hora

Assim que tiver assimilado bem os três primeiros mudra-postura-chakra, você poderá encadeá-los em uma sequência de meia hora.

Realize esta prática durante um mês, todos os dias.

Para a prática de uma hora

Depois de um mês, acrescente a cada semana um mudra-postura-chakra aos três primeiros.

Você chegará assim progressivamente à prática completa ao fim de seis meses. O fato de conseguir executar a série em uma hora vai deixá-lo surpreso.

Para ir mais longe

Agora que ampliou sua sensibilidade, talvez você já consiga perceber que o momento escolhido para a prática tem importância porque o corpo reage energeticamente a elementos exteriores: o sol e a lua.

Aliás, cada pessoa tem suas afinidades particulares: algumas são mais "matinais", outras mais "noturnas"...

A força do sol abre o chakra e estimula a troca de informações entre os seres.

A força da lua fecha o chakra e retém em seu interior as aquisições feitas durante o dia.

Os chakras estão relacionados com todos os astros e com o ciclo lunar.

A prática pode ser realizada entre o pôr do sol e a chegada da noite.

Nesse período, o chakra se concentra unicamente na energia daquele que está praticando, sem estar sob a influência do Sol ou da Lua.

Boa prática.

Siga também seu caminho deixando-se guiar por sua intuição!

3.
Os mudras

Mudra e tradição

A palavra "MUDRA" em sânscrito significa "selo", "impressão", "sinete ou marca aposta para autenticar ou selar".

A linguagem dos dedos por intermédio dos mudras, como a linguagem do corpo por meio das posturas, vai além da linguagem falada e nos dá acesso às memórias primárias. O pensamento e a palavra dependem diretamente do mental, enquanto a linguagem dos dedos e do corpo desvia-se dele.

Dependendo se estiverem voltados para o ritual (por exemplo, nos ofícios religiosos), a dança, as artes marciais (Budô) ou o yoga, os mudras serão utilizados com variadas intenções e diferentes significados.

Na linguagem da dança, são as posições das mãos e dos dedos que traduzem e procuram transmitir as emoções. Essas posições, em número de 24, encontram-se também nas cerimônias religiosas em que possuem um significado oculto e uma eficácia mágica.

Nos textos tradicionais, fala-se:
– Dos dez mudras destruidores da velhice e da morte *(Hatha Yoga Pradipika*)*.
– De um mudra que confere os oito grandes poderes yogins àquele que o realizar impecavelmente* *(Hatha Yoga Pradipika*)*.
– Dos 25 mudras que conferem ao yogin a realização *(La Gheranda Samhita*)*.

Os textos especificam que os ensinamentos dos mudras devem ser mantidos em segredo.
– "Os mudras devem ser cuidadosamente mantidos em segredo, como se esconde um porta-joias cheio de pedras preciosas"... *(Hatha Yoga Pradipika*)*.
– "O mudra deve ser mantido em segredo a qualquer preço, não devemos dá-lo a quem quer que seja"... *(Hata Yoga Pradipika*)*.

Nas artes marciais, há um ensinamento secreto dos mudras, desconhecido no Ocidente. Um grande mestre sentiu que Philippe Vincent tinha em si a capacidade de encontrá-lo e o iniciou nele.

No yoga, os mudras designam as posições que "selam", isto é, que fecham a energia dos sopros vitais no interior do corpo. Eles são explicados também como *"aquilo que impõe um limite, que põe fim às aflições"*. Os mudras reequilibram com efeito as energias e, associados às posturas, contribuem para a harmonia de todo o ser.

O significado mais frequente do uso dos mudras é a "realização" de determinados estados de consciência pelos gestos e posturas hieráticas. Esses estados de consciência são provocados por uma ressonância nos arcanos mais profundos do ser humano: a redescoberta do "conteúdo" velado dos gestos arquetípicos.

Os mudras são descritos como exercícios capazes de dar acesso a estados de consciência incomuns e de permitir uma mudança no registro de percepção. Eles envolvem respirações e atitudes mentais que não são jamais descritas com a precisão que se imagina necessária para obter o resultado que anunciam.

As mudanças de estados de consciência não nos são estranhas: simplesmente não as identificamos como tais. Na vida diária, passamos por elas a todo momento: quando uma emoção nos invade, nossas percepções se alteram; se amamos a música, ela nos transporta para um estado de consciência incomum, com uma audição bem mais acurada. Cada estado de consciência se caracteriza por uma palheta de sensibilidade particular e por meios de ação específicos. As práticas de yoga levam à experimentação de estados de consciência mais amplos e luminosos.

A prática dos mudras

Nossas mãos não são apenas ferramentas extraordinárias ou meios de expressão e de comunicação com os outros, elas nos dão também a possibilidade de renascermos em nossa identidade profunda. Elas são um canal para entrarmos em nós mesmos e agir interiormente.

Cada um dos dedos é a manifestação de um conjunto de energias particulares. Toda vez que os dedos se contraem ou se alongam, há, no plano físico, uma repercussão em todas as membranas do corpo (as fáscias). Encontra-se igualmente aí a correspondência com cada um dos cinco elementos e a chegada ou partida dos meridianos de acupuntura. Existe também todo um simbolismo dos dedos que é desenvolvido mais adiante neste livro.

A pressão de dois dedos juntos, num contato afetivo, provoca modificações acentuadas em diferentes planos: mecânicos, energéticos e psíquicos. O que favorece as modificações da consciência.

Iniciação à prática dos mudras

Para experimentá-la, fique em pé e respire tranquilamente, observando a altura em que sua respiração se dá atualmente: baixa ou abdominal, média ou costal, alta ou subclavicular?

– Depois, ponha as mãos diante do corpo, junte as extremidades dos dedos mínimos e anulares e pressione delicadamente. Sentiu alguma mudança em sua respiração?
– Depois substitua esse contato pela pressão somente dos indicadores. Sua respiração não mudou novamente?

– Prossiga com essa experiência e enriqueça-a observando os efeitos da pressão de cada um dos dedos, dois a dois.

Quando as mãos se aproximam e se tocam em diferentes pontos, as duas polaridades, feminina e masculina, associam-se em múltiplas combinações. Os mudras apresentados neste livro dão as posições de dedos para cada mudra em função do chakra que deve ser ativado. Os pontos de contato, a forma geométrica, a respiração, a sensibilidade afetiva e a presença no centro emocional ou em todo o corpo formam um coquetel energético de múltiplos efeitos:

– Purificação e harmonização de energias
– Estímulo de percepções
– Abertura e ativação de um chakra
– Direcionamento e irradiação

Eles nos fazem ficar abertos e atentos a nós mesmos e ao ambiente em que vivemos. Uma vez que nascemos do universo, possuímos em nós todos as suas informações. Os mudras permitem ativar esse conhecimento inconsciente.

O valor inestimável desses "códigos secretos" é que eles põem o homem em contato direto com a profundeza do seu íntimo. Trata-se, por meio do corpo e da energia que ele manifesta, de estar em relação íntima com a própria alma. Os obstáculos e os medos se desfazem, as influências externas se suavizam porque o mudra oferece uma proteção. Ele "sela", como dizem os textos antigos, a energia no interior dos corpos e a organiza em torno dos centros de energia, os chakras.

Por isso, é aconselhável cultivar uma atitude de recolhimento para receber o benefício dessa prática.

Além disso, as mãos têm uma relação direta com o coração, fonte do amor. A prática dos mudras dá mais abertura no plano do coração, o verdadeiro centro do Ser. O ser humano pode irradiar essa energia, esse Amor, a partir do coração, na dimensão horizontal, a toda a sua volta, em relação com o cosmos. A irradiação da aura intensifica-se graças a essa prática.

A interação "mudra-chakra-postura" apresentada neste livro favorece a captação de energia por nossas cinco extremidades, as cinco antenas do nosso corpo, que são os dois pés, as duas mãos e a cabeça. A captação pela terra feita por meio dos pés é mais forte e a tomada de energia pela cabeça é mais ampla. O ser fica portanto mais bem equilibrado em seu eixo terra-céu, mais ligado aos dois planos: horizontal – a vida na terra – e vertical – a abertura para o infinito.

Na sessão proposta mais adiante, a prática dos mudras permite liberar os centros energéticos e equilibrá-los, para que a postura seguinte atue mais profunda e globalmente. A postura permite concretizar a energia liberada pelo mudra.

O simbolismo dos dedos

Philippe montou uma técnica de reflexologia craniana baseada em sua experiência diária. Ele determinou zonas no crânio que correspondem às localizações das lembranças emocionais no corpo.

OS MUDRAS | 29

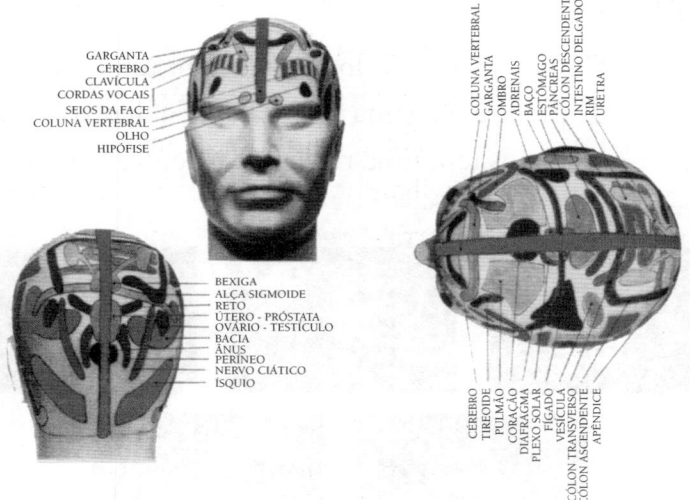

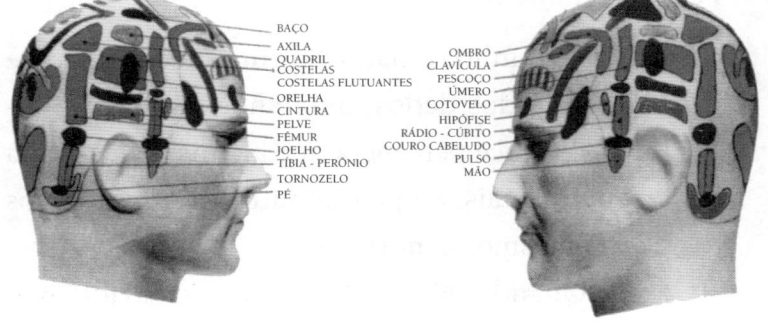

As Mãos

Como cada nota do teclado tem uma identidade precisa na gama musical, cada dedo das nossas mãos tem uma relação particular com nosso ser.

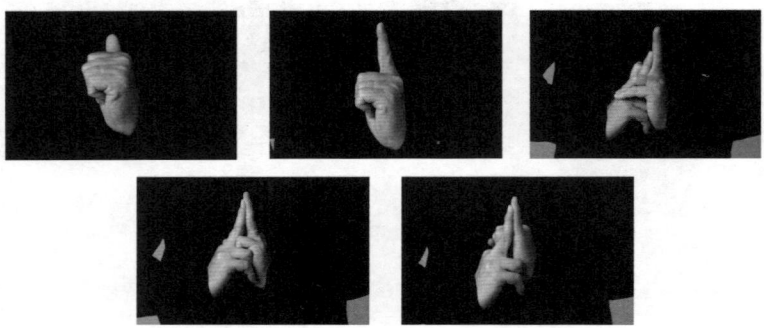

Faça o seguinte teste:

Com o punho fechado, levante sucessivamente cada um dos dedos, mantendo os demais dobrados; você perceberá que alguns dedos ficam bem verticais, enquanto outros ficam oblíquos e até mesmo na horizontal.

Quando não se chega à verticalidade, isso significa que não estamos mais ligados ao universo. A mão humana, diferentemente da dos primatas, tem a possibilidade de distender **todos** os dedos. Por enquanto, os dedos que desenvolveram completamente sua função graças à escrita são o polegar e o indicador, ajudados pelo dedo médio que os coordena. Para reencontrar a harmonia, devemos expressar e descarregar os problemas relacionados com o dedo que não fica vertical.

A verticalidade é uma característica do homem. A busca da verticalidade produz a elevação da alma, o controle do físico pelo espírito.

Voltar-se em direção à união do corpo e do espírito é voltar-se para a harmonia.

A mão esquerda

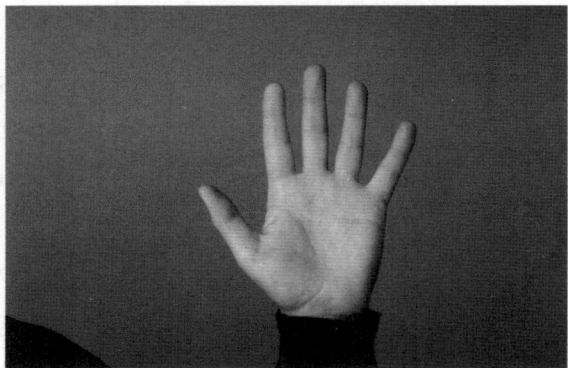

Quando nos exprimimos com o auxílio desta mão, reforçamos nossa expressão **afetiva**. O lado esquerdo é o do coração. Esta mão corresponde ao hemisfério direito do cérebro, que governa o irracional, a **fé** naquilo que está além de nós mesmos. É a sede dos grandes questionamentos na busca interior. É o: "Quem sou eu, onde estou, para onde vou, o que faço aqui, qual é o meu papel?". Não somos feitos apenas de carne e ossos; temos igualmente uma dimensão mais profunda. A mão esquerda é ainda a da troca e da união.

Ela transmite o amor.

Philippe Vincent percebeu que o crânio é uma zona reflexa, ligada ao conjunto do corpo, e conseguiu determinar que cada mão, cada dedo, está ligado com essa ou aquela parte da cabeça.

1. O polegar está ligado ao olho esquerdo.

Ele representa o mundo concreto e permite calcular distâncias, principalmente a que mantém nossa integridade em relação aos outros. É como uma antena receptora. Por exemplo: enfie o polegar esquerdo na geleia e experimente o seu gosto, depois faça a mesma coisa com o polegar direito e notará uma sensibilidade especial no polegar esquerdo.

A articulação do polegar esquerdo é mais rígida que a do direito. Faça o seguinte teste para avaliar a flexibilidade dos polegares: com as mãos fechadas e os lados dos mínimos juntos, abra os dois polegares ao mesmo tempo para fora e observe a diferença de orientação. Se recolher um polegar depois do outro, perceberá que um dos dois oferece um pouco mais de resistência enquanto o outro vem mais facilmente.

    2. **O indicador** está ligado ao eixo do nariz, o eixo energético do centro.

Ele proporciona a sensação de sermos nós mesmos na profundeza de nosso íntimo, o que nos permite enfrentar as dificuldades.

    3. **O médio** liga-se à região das maçãs do rosto (ossos malares).

É o dedo da paz e da felicidade, do contato afetivo do coração com o corpo, do encontro da emoção do outro.

A sabedoria popular ensina que, para acalmar a raiva, devemos molhar o dedo médio na água fria; ela se dissipa como por encanto!

    4. **O anular** está ligado aos maxilares, que representam o passado.

Um anular móvel torna a zona do maxilar flexível. Permite que a voz soe claramente. Isso também é verdade para as emoções que, dessa maneira, não "ficam presas na garganta". O anular é a encarnação de nossas emoções por meio da voz.

5. **O mínimo** liga-se à zona da articulação atlas-occipital, na base do crânio.

É o dedo da intuição espaço-temporal. Pode-se ativá-lo quando, por exemplo, não conseguimos sentir como uma situação irá evoluir. "Meu dedinho me disse", essa expressão é utilizada quando se quer, em tom de brincadeira, indicar qualquer coisa que se sabe intuitivamente. Muitas vezes, as crianças, por instinto, mexem impacientemente o mindinho para tentar chamar a atenção dos adultos pouco dispostos a escutá-las. É o dedo da clareza, da depuração. Ele dá a segurança necessária para enfrentar as recusas, as dúvidas e as críticas.

A mão direita

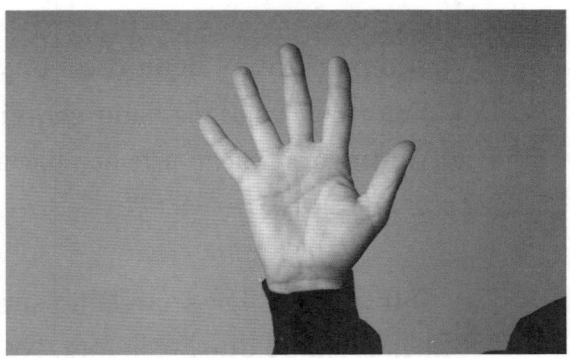

Quando nos exprimimos com a ajuda desta mão, colocamos nossa convicção no plano da **ação**. Ela corresponde ao eixo da laringe, como também ao chakra da garganta, isto é, à sensação de se estar em harmonia, em coesão mental e física. Ela determina a vontade de fazer vibrar a voz, de contribuir com o movimento do corpo para intensificar a comunicação. Representa a autoridade, a que aceitamos ou a que repudiamos. Está ligada às ações de julgar, decidir, exigir justiça, sancionar, determinar, fazer respeitar.

A mão direita transmite a força interior.

1. **O polegar** está ligado à glândula pineal. É bem mais flexível que o polegar esquer-

do porque não se limita a captar como uma antena. Ele é yang, ativo. Coordena nossa interação com os outros.

Virado para baixo, demonstra nosso desacordo (a morte entre os gladiadores). Virado para cima, indica aprovação. Ele nos liga às outras pessoas.

2. O indicador liga-se ao lábio superior.

Indica o tempo que faz lá fora. Nós o levamos aos lábios para pedir silêncio, que é uma forma de pedir o respeito e o reconhecimento daquilo que está no plano afetivo. É a comunicação ligada à afetividade.

3. O médio está ligado à nuca.

É o dedo daquele que "tem a cabeça plantada nos ombros". Estimula nossa responsabilidade moral, evitando que fiquemos com a "cabeça em outro lugar" e nos mantendo atentos e bem presentes nas coisas que fazemos.

4. O anular está ligado à orelha direita (especialmente à zona das dobras auriculares).

Mantenha este dedo dentro da mão esquerda para reduzir a entrada dos ruídos externos, favorecendo assim a escuta interior. Você conseguirá então levar às outras pessoas sua contribuição sem se deixar condicionar muito pelo mundo exterior.

É a compreensão das palavras que exprimem o amor e a sensibilidade ao amor dos outros.

5. O mínimo está ligado ao queixo.

O mínimo é uma parte do nosso corpo que temos a tendência de "separar" para sublinhar uma decisão. Antigamente, o agente funerário mordia o dedo mínimo do defunto para se assegurar de que estava bem morto: se ele ouvisse um estalido, ainda não se podia enterrar o cadáver porque a morte não tinha se efetivado. É, portanto, o dedo das grandes decisões como a de viver e morrer.

Ele exprime a confiança naquilo que fazemos, como a certeza de que tomamos as decisões certas apesar das dificuldades que enfrentamos.

Ele diz: "Não delego a ninguém a escolha das minhas decisões".

Ele se expressa na frase: "Você é você, eu sou eu".

Preparação para a prática dos mudras

Os eixos simbólicos

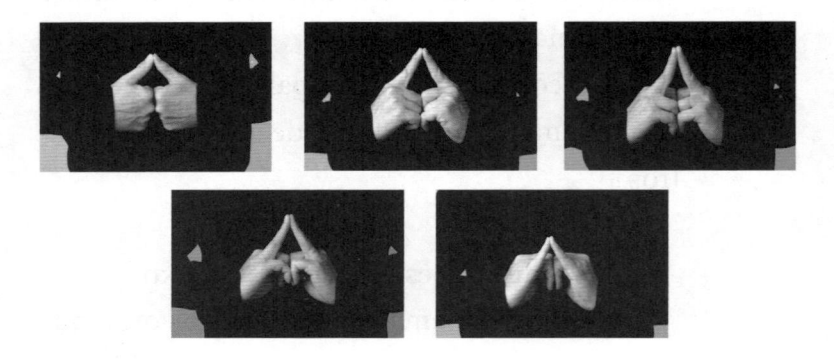

Ponha as mãos no plano horizontal e una os dedos dois a dois. Comece, por exemplo, pelos polegares: eles estão num plano horizontal. Depois, aproxime lentamente a palma das mãos mantendo a pressão dos dois dedos e deixando os demais soltos, sem contato entre si.

Este eixo simbólico vai permitir-lhe entrar no universo dos mudras. Os gestos que serão propostos a seguir vão fazê-lo se sentir em total liberdade a unidade do corpo e a qualidade da respiração que leva o espírito às mãos.

Ao pôr em contato seus dedos dois a dois, você irá tamborilar procurando tomar consciência do impacto específico de cada toque.

As combinações são posições ligadas a pressões de dedos das mãos juntas. Por exemplo, quando alguém aplaude, realiza uma combinação que representa alegria. Esse ato das mãos é um ato de pensamento.

1. Os polegares

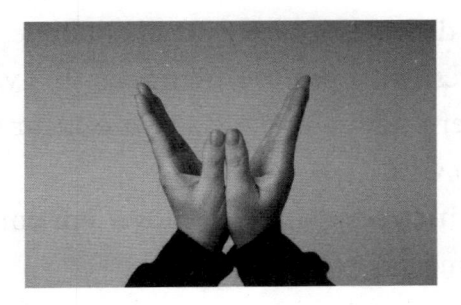

Polegar contra polegar, mãos juntas, os outros dedos levemente afastados e esticados: é a abertura para o divino, para o infinito. É o eixo espiritual. Você está no Centro, você é a Via do Meio.

No seu corpo, você tem um lado feminino e um lado masculino, mas precisa de unidade; e tem uma energia que serpenteia ao longo da coluna vertebral (o símbolo do caduceu): é ela que une as duas emoções, feminina e masculina. É um gesto bem simples para se situar no meio.

2. Os indicadores

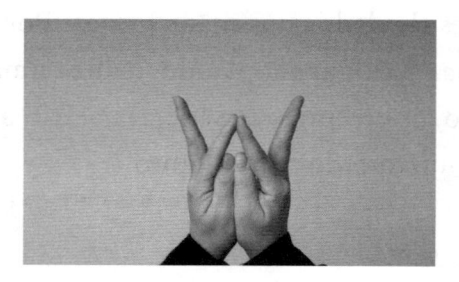

Polegares recolhidos e indicadores juntos, os outros dedos esticados e sem contato: este gesto representa a posição triangular. É a vontade de saber onde se está, de sentir o lugar onde é preciso viver.

O indicador é muito móvel em comparação com os outros dedos.

Os indicadores juntos assumem a forma de uma casa, que representa no plano simbólico a proteção, a unidade.

3. Os médios

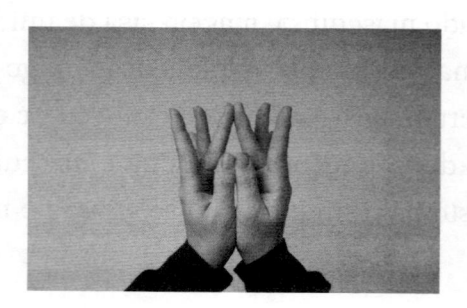

Os médios juntos são a via de realinhamento. Este gesto significa falar com o coração, viver na harmonia do espaço. Ele favorece a pureza da palavra. Por meio deste eixo, a voz se origina no quadril.

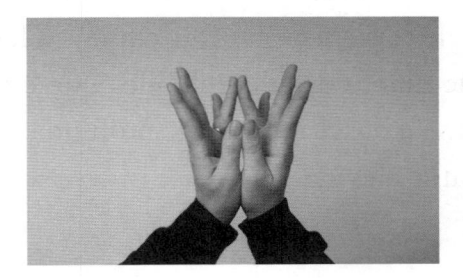

4. Os anulares

Os anulares juntos representam a consciência das zonas afetivas da criança (faces, maçãs do rosto, lábios, palma das mãos...). Este gesto está ligado à criança que existe dentro de cada um e aos filhos que temos.

A criança vive na sinceridade, ela existe no amor. Amar é simplesmente existir no momento e na palavra verdadeira. Quando falar com uma criança, deixe a criança que existe em você falar, não o adulto. Seja humilde, volte a ser criança quando estiver com uma delas.

5. Os mínimos

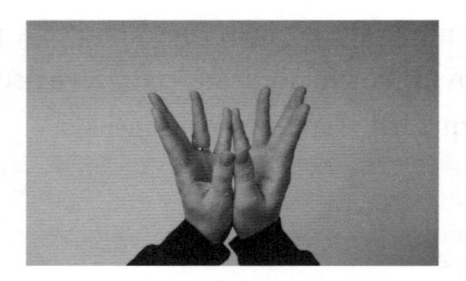

Juntar os mínimos é ouvir aquilo que é frágil dentro de nós e desenvolver em nós a força e a unidade diante das dificuldades que é preciso superar. É a busca da fé, da fé profunda que anima os atos da vida.

6. As mãos juntas

Quando unimos as mãos usando todos os dedos, entramos em comunicação com a totalidade do Ser.

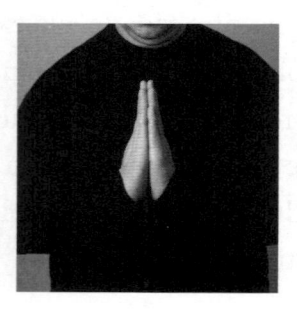

Flexibilização das mãos e dos dedos

Alongamentos

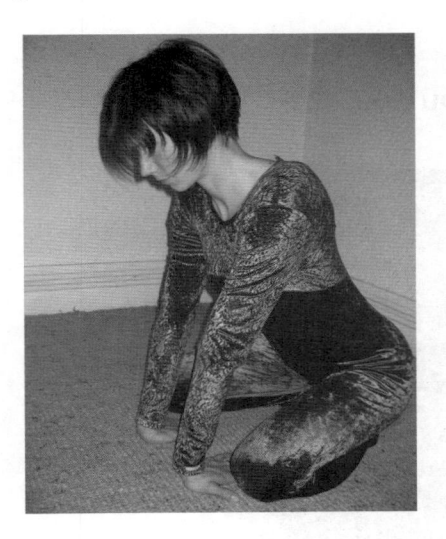

Sente-se sobre os calcanhares, separe as pernas, ponha as mãos no chão entre os joelhos, com as pontas dos dedos na direção do quadril e os polegares para fora. Depois, avance as mãos progressivamente, permanecendo sentado sobre os calcanhares. Assim que o alongamento for suficiente, mantenha a posição e respire suave e lentamente, dirigindo a consciência para os braços: ao expirar, a sensibilidade se desloca dos ombros para as mãos; ao inspirar, das mãos para os ombros.

Depois, lentamente, levante as mãos e, para relaxar, faça rotações com os pulsos, como está descrito a seguir.

Rotação dos pulsos

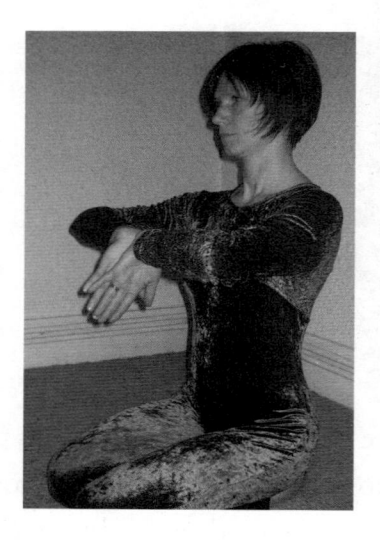

Junte as mãos e faça pequenos movimentos de rotação dos punhos em um sentido, depois no outro. Inicialmente, são as palmas que ficam em contato, depois as costas das mãos e por fim, de novo, as palmas. Intensifique a fluidez dos movimentos, deixando os antebraços e os cotovelos participar num movimento cada vez mais amplo.

O voo

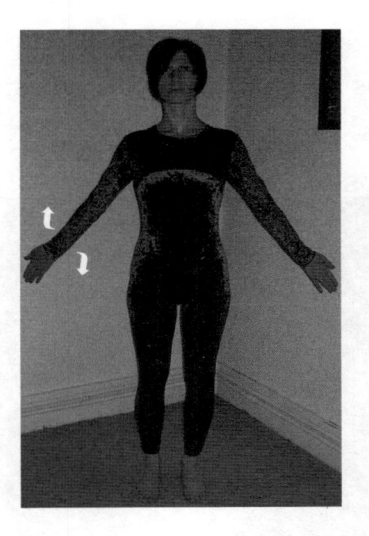

De pé, com os pés separados na distância correspondente aos quadris, deixe a coluna ereta. Expire alongando os braços junto ao corpo até a ponta dos dedos. Estique os braços e os dedos.

Atenção: a maior dificuldade deste exercício muito forte é **conseguir manter o alongamento dos braços e dos dedos durante todo o exercício** (alongamento das fáscias).

Faça a rotação interna e externa dos braços, dedos esticados e separados, depois suba um pouco os braços alongados e refaça a rotação interna e externa. Suba os braços mais um pouco, e assim sucessivamente, em tantas etapas quantas conseguir entre a posição dos braços ao longo do corpo e os braços esticados de cada lado da cabeça. Repita na volta.

Respire normalmente.

Com a respiração, prepare o corpo para receber o mudra

Em pé, braços à frente, cruze os dedos, os polegares juntos.

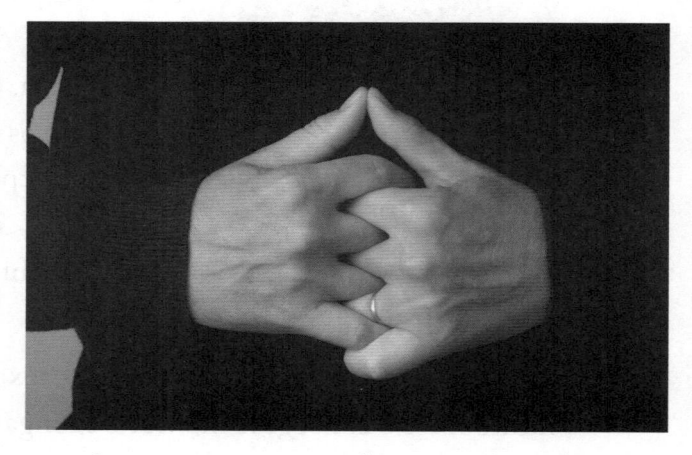

Ao inspirar, erga os braços acima da cabeça e, ao expirar, baixe-os. Isso descontrai os músculos ao longo da coluna vertebral. O cansaço das vértebras desaparece e consegue-se uma postura melhor do dorso, ideal para a prática dos mudras.

4.
A prática dos sete mudras

Você poderá executar todos os mudras apresentados neste livro essencialmente em três posições: de pé, deitado ou sentado com as pernas cruzadas.

As três posições são benéficas:
– A posição de pé é a mais indicada para as pessoas ativas; ela potencializa o mudra com a respiração.
– A posição deitada é muito conveniente para pessoas doentes, idosas ou debilitadas.
– Pratica-se a posição sentada com as pernas cruzadas quando se quer, por exemplo, combinar o mudra com a meditação.

De acordo com a posição que escolher, você obterá o efeito máximo adotando este breve esquema que associa postura e respiração:

– Posição sentada:
 Inspiração longa, expiração curta.
– Posição deitada:
 Inspiração curta, expiração longa.
– Posição sentada:
 Inspiração longa, expiração longa.

Para que o mudra seja bem assimilado e produza toda a energia necessária, é preciso praticá-lo **três vezes na mesma posição, durante alguns segundos.**

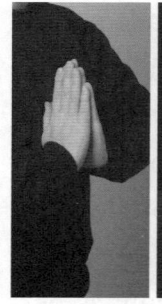

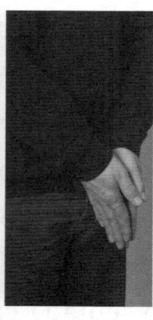

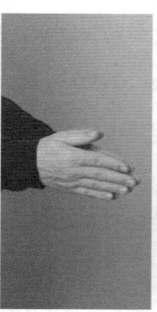

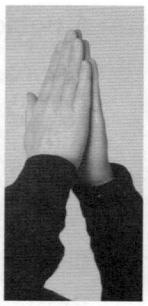

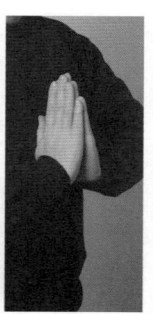

Para cada mudra, na postura de pé, firme-se no chão com os pés paralelos, o quadril relaxado, os maxilares entreabertos.

Execute o mudra estendendo os braços diante do corpo; em seguida, desça-os enquanto expira, direcionando-os para o chão e voltando a parte côncava dos cotovelos para a frente. Gire os dedos na direção dos pés com um pequeno movimento dos pulsos flexionados. Depois, com a energia do chakra específico (ver o capítulo Os chakras), refaça o mudra, mantendo os braços estendidos acima da cabeça. Depois, refaça os movimentos diante do peito para sentir os efeitos.

Primeiro mudra

Correspondente ao Chakra da Raiz:
MÛLÂDHÂRA

Descrição

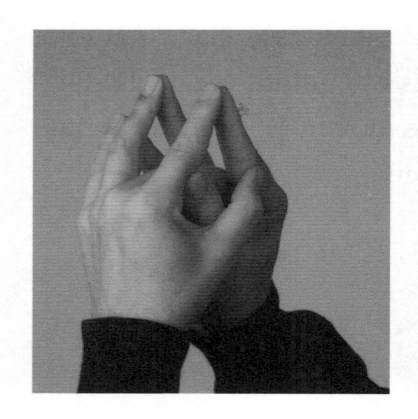

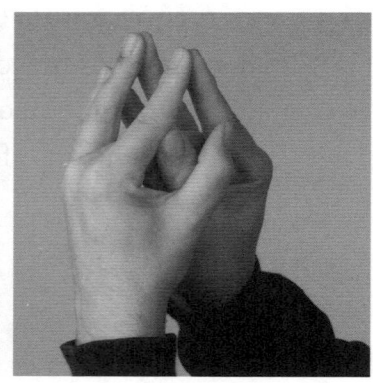

Dedos médios dobrados e recolhidos.
Indicadores, anulares e mínimos esticados e em contato pela polpa dos dedos.
Polegares cruzados um sobre o outro.

Prática

Monte o mudra com as duas mãos enquanto inspira, descendo-as ao expirar, depois as direcione para a parte baixa do corpo. Execute o movimento três vezes.

Explicação

– O cruzamento dos polegares um sobre o outro relaxa o quadril.

– A posição dos segundos, quartos e quintos dedos cria um movimento de **espiral** no interior do chakra relacionado, ativando-o.

– A posição do dedo médio dobrado centraliza o quadril.

– A posição das mãos libera as tensões existentes nos quadris e no sacro.

Sensações durante a prática

1. Estimula o eixo vertebral (eixo terra-céu).
2. Cria um movimento pendular para trás em direção ao sacro.
3. Distende os glúteos e equilibra o quadril.
4. Permite um contato melhor do pé com o chão (do calcanhar até os dedos).
5. Melhora a mobilidade do joelho.
6. Tonifica os músculos do quadril.
7. Libera a coluna vertebral em seu todo.
8. Distende o maxilar inferior com uma abertura na base e atrás dos incisivos.
9. Age no plano da articulação sacrococcígea.

Objetivo procurado

Graças a este mudra, o quadril é solicitado e reage. Resultam dessa reação a ventilação e a descompressão da área. Este trabalho vai favorecer a **fixação**.

Segundo mudra

Correspondente ao Chakra do Sacro:
SVÂDHICHTHANA

Descrição

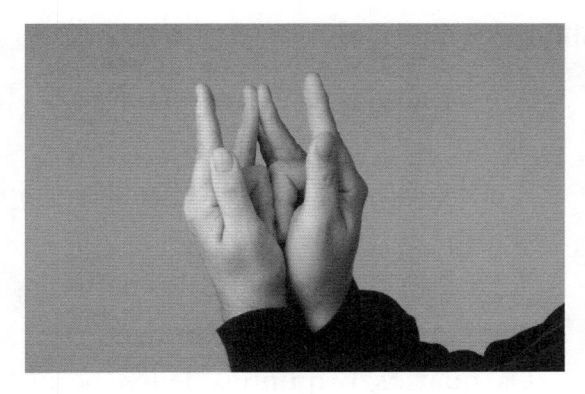

Dedos médios dobrados e em contato um com o outro.
Primeira falange dos polegares encostada nos indicadores.
Indicadores esticados, paralelos e separados.
Anulares e mínimos esticados, com as polpas em contato.

Prática

Monte as duas mãos acima da cabeça enquanto inspira e desça-as expirando em direção à parte inferior do corpo. Repita o movimento três vezes.

Explicação

- A posição dos polegares serve para **elevar** o dorso.
- A posição dos indicadores tende a "acionar" o centro energético.
- A posição dos dedos médios permite subtrair esse centro à força da gravidade.
- Os quartos e quintos dedos permitem ao chakra entrar em atividade.

Sensações durante a prática

1. Libera e separa os dedos dos pés.
2. Provoca uma ligeira rotação externa do quadril.
3. Tonifica a faixa abdominal e diminui a lordose lombar.
4. Libera as duas articulações temporomandibulares.

5. Descontrai os músculos oculares.
6. Amplia a abertura dos ombros.
7. Dá mobilidade à articulação entre a nuca e a vértebra atlas.
8. Aprofunda a respiração abdominal.
9. Permite tomar consciência da energia da região abdominal.

Objetivo procurado

Este mudra ajuda a aliviar as tensões existentes à altura da região lombar. As duas primeiras vértebras lombares são postas em movimento e reagem. O centro energético é então ativado, o que nos põe de novo em contato com a própria fonte da Vida, reanimando o sentimento de estarmos reunidos ao universo.

Terceiro mudra

Correspondente ao Centro Solar: MANIPÛRA

Descrição

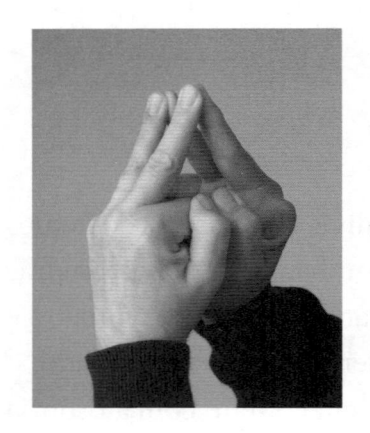

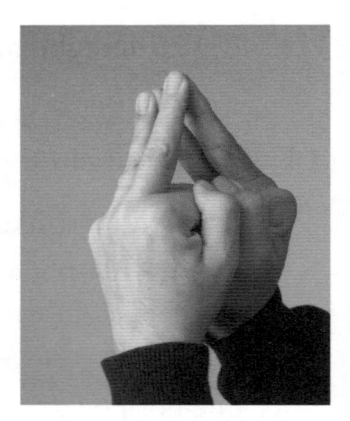

Indicadores dobrados e em contato pelas duas últimas falanges.
Polegares pousados sobre os indicadores.
Dedos médios e anulares estendidos, com as polpas em contato.
Mínimos estendidos um sobre o outro.

Prática

Enquanto inspira, monte o mudra com as duas mãos acima da cabeça. Desça-as expirando. Repita o movimento três vezes.

Explicação

– A posição dos polegares serve para relaxar a parte posterior do esterno.
– Os indicadores permitem distender o diafragma.
– Os dedos médios e anulares põem o chakra em atividade.
– Os mínimos justapostos permitem distender as costelas flutuantes.

A posição das mãos põe em evidência as tensões existentes à altura da sétima e oitava vértebras dorsais.

Sensações durante a prática

1. Flexibiliza o tornozelo.
2. Relaxa os músculos das panturrilhas e das coxas.
3. Tonifica o diafragma.
4. Aumenta a amplitude do movimento dos ombros.
5. Favorece a respiração nasal.
6. Relaxa os músculos da face.
7. Amplia a abertura do cotovelo.
8. Libera a caixa torácica.
9. Cria uma irradiação à altura do plexo solar.

Objetivo procurado

Esta posição deixa as costelas flutuantes mais móveis. Ela libera as tensões do estômago, muitas vezes geradoras de angústias (angústias ligadas à vida e à morte).

Quarto mudra

Correspondente ao Centro Cardíaco: ANÂHATA

Descrição

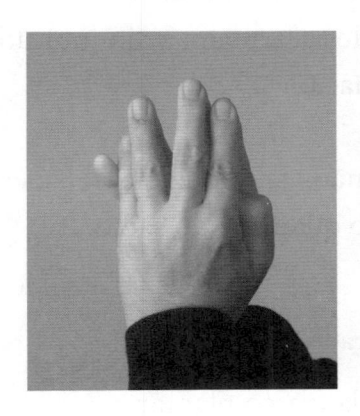

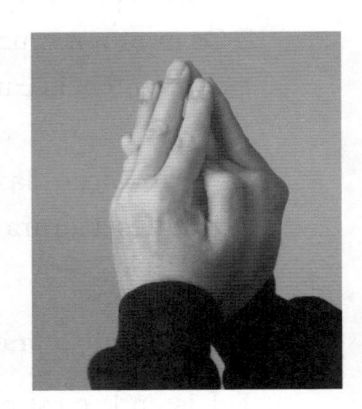

Polegares dobrados e recolhidos às palmas das mãos.
Indicadores, médios e anulares estendidos e em contato pelas polpas dos dedos.
Mínimos cruzados à altura da última falange.

Prática

Monte o mudra com as duas mãos enquanto inspira; desça-as expirando em direção à parte inferior do corpo. Repita o movimento três vezes.

Explicação

– Os polegares flexionados liberam a zona do coração.

– A posição dos segundos, terceiros e quartos dedos em contato ativa o chakra.

– Os mínimos cruzados acarretam a diminuição da frequência cardíaca.

A posição das mãos simboliza as tensões existentes à altura do quadril e do sacro.

Sensações durante a prática

1. Distende e estimula o arco plantar.
2. Relaxa a pressão dos joelhos.
3. Amplia o movimento da caixa torácica.
4. Traz flexibilidade às clavículas.
5. Relaxa o palato e alivia a garganta.
6. Libera as tensões do rosto.
7. Estimula e flexibiliza os dorsais.
8. Dá mobilidade aos pulsos.
9. As regiões pulmonar e cardíaca ficam menos oprimidas.

Objetivo procurado

Há diminuição das tensões à altura da caixa torácica, do esterno e da terceira e quarta vértebras dorsais, produzindo-se em consequência uma ação benéfica sobre o coração. Os ombros e a região das axilas ficam desse modo aliviados.

Quinto mudra

Correspondente ao Centro Laríngeo:
VISHUDDHA

Descrição

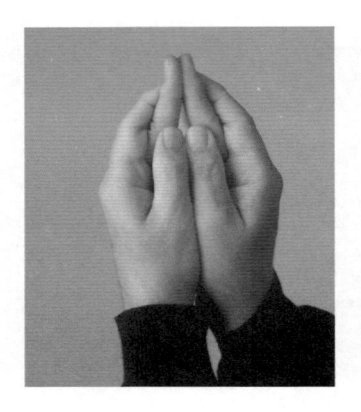

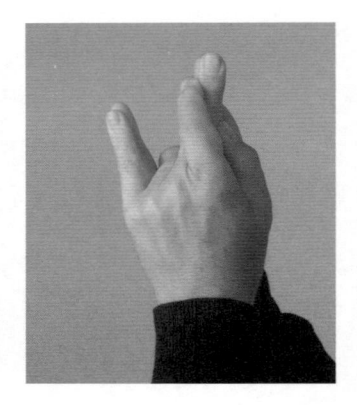

Anulares dobrados e encostados.
Dedos médios estendidos e em contato pelas polpas.
Indicadores enrolados em torno dos dedos médios e se juntando atrás deles.
Polegares pousados sobre os dedos médios.
Mínimos em contato pela polpa dos dedos.

Prática

Monte o mudra com as duas mãos enquanto inspira. Durante a expiração, você deve descê-las. Repita o movimento três vezes.

Explicação

– Os indicadores representam as cordas vocais.
– Os dedos médios simbolizam a traqueia.
– Os anulares representam a campainha da garganta.
– A posição dos polegares e dos mínimos ativa o chakra.

Sensações durante a prática

1. Estimula o arco plantar.
2. Relaxa os músculos da panturrilha e da coxa.
3. Descomprime as vértebras cervicais e dorsais.
4. Provoca a abertura das têmporas.
5. Abre todas as articulações ósseas.
6. Acarreta a flexibilização das palmas e dos dedos.
7. Libera todas as resistências à altura do esterno.
8. Atua sobre os músculos da pelve.
9. Relaxa as cordas vocais.

Objetivo procurado

O mudra combate as tensões à altura da sexta e sétima vértebras cervicais, clavículas e ponta do queixo.

Ele dilata a zona laríngea, permitindo uma ventilação melhor e, consequentemente, a oxigenação da região. Ajuda a encontrar a harmonia no plano da emissão vocal.

Sexto mudra

Correspondente ao Centro Frontal: ĀJÑÂ

Descrição

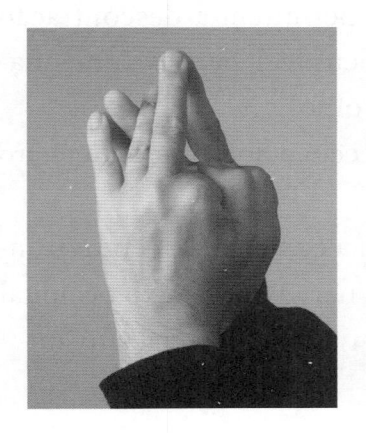

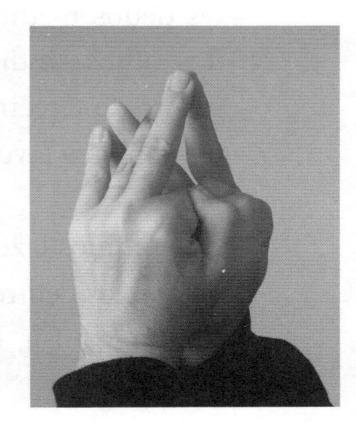

Indicadores dobrados e os polegares apoiados sobre eles.
Dedos médios estendidos e em contato pelas polpas.
Anulares cruzados.
Mínimos estendidos, em contato pela polpa.

Prática

Monte o mudra com as duas mãos enquanto inspira; desça-as durante a expiração. Repita o movimento três vezes.

Explicação

– A posição dos polegares cria uma abertura à altura das articulações dos maxilares.
– A posição dos indicadores distende o maxilar superior.
– Os dedos médios permitem a descontração dos olhos (indispensável para o funcionamento do terceiro olho).
– Os anulares favorecem a abertura do terceiro olho.
– Os mínimos fazem a conexão do centro frontal com os centros nervosos do eixo occipital (cerebelo...) e, em consequência, ativam o chakra.

Sensações durante a prática

1. Equilibra o tendão calcâneo quando se está andando.
2. Relaxa o calcanhar e o pé.
3. Traz flexibilidade ao cóccix.
4. Melhora a ventilação da abóbada craniana.
5. Flexibiliza o septo nasal.
6. Favorece o sistema digestivo.
7. Aciona e estimula o movimento do quadril.
8. Controla o ritmo cardíaco.
9. Relaxa os ossos frontais.

Objetivo procurado

O mudra relaxa a raiz do nariz, os maxilares e a base da orelha, assim como a região occipital. Tudo isso vai contribuir para aguçar todas as formas de percepção.

Mudra de ligação

Ele permite a abertura da fontanela.

Descrição

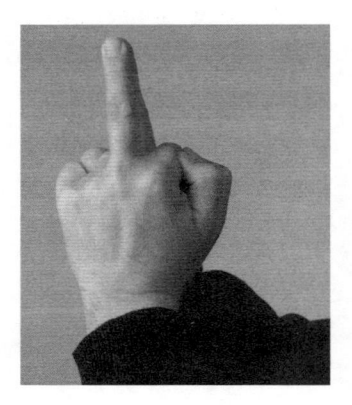

Todos os dedos dobrados com exceção dos médios, que ficam em contato. Os polegares apoiam-se na articulação dos indicadores.

Prática

Monte os mudras com as duas mãos enquanto inspira; desça-as durante a expiração, três vezes seguidas. Termine em posição de prece, mãos à altura do coração.

Explicação

– A posição dos polegares relaciona-se à conexão entre a primeira vértebra cervical e a nuca.

– Os indicadores conferem amplitude à mandíbula.

– Os dedos médios permitem abrir a fontanela.

– Os anulares e os mínimos dobrados harmonizam os movimentos dos ossos do crânio.

Sensações durante a prática

1. Restabelece a respiração energética nos pés.
2. Restabelece a respiração energética nos joelhos.
3. Restabelece a respiração energética nos quadris.
4. Restabelece a respiração energética no diafragma.
5. Restabelece a respiração energética no pescoço.
6. Restabelece a respiração energética no plano da coroa.

Objetivo procurado

O mudra diminui o peso do corpo físico para termos acesso ao mundo mais sutil e espiritual do último chakra, que nos eleva a uma dimensão universal.

Sétimo mudra

Correspondente ao Centro da Coroa:
SAHASRÂRA

Descrição

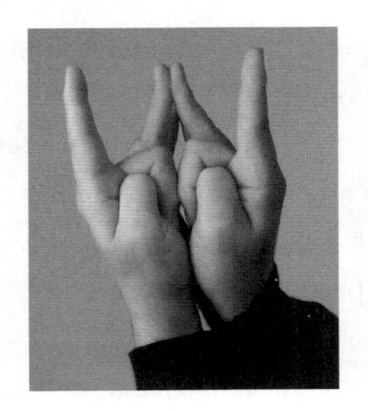

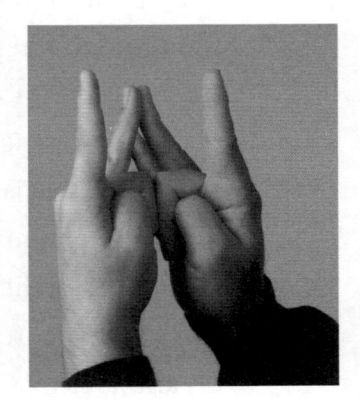

Dedos médios dobrados, fechados sobre os polegares (que também estão flexionados).
Indicadores esticados e separados.
Anulares e médios estendidos, com as polpas em contato.

Prática

Monte o mudra com as duas mãos enquanto inspira; desça-as durante a expiração, três vezes seguidas. Termine em posição de prece, mãos à altura do coração.

Explicação

- A posição dos indicadores (apontados para o alto) permite o relaxamento das orelhas e de toda a região temporal correspondente à inserção superior da orelha.
- Os polegares permitem o funcionamento da "coroa" (ou seja, a ativação do campo eletromagnético acima da cabeça).
- Os dedos médios permitem, com os polegares, ativar a coroa.
- Os anulares e os médios abrem o canal para as energias cósmicas.

Sensações durante a prática

1. Estimula o apoio sobre o dedão do pé (quando se está andando).
2. Dá mais equilíbrio aos quadris.
3. Distende a cavidade axilar.
4. Equilibra o osso atlas.
5. Controla os músculos abdominais.
6. Estimula a área genital.

7. Aumenta a amplitude do movimento do ombro.
8. Melhora a postura da coluna vertebral.
9. Relaxa a região da epífise.

Objetivo procurado

O mudra libera a parte da orelha relacionada às energias cósmicas (região temporal). Ele provoca uma abertura da "Porta do Céu". O homem torna-se um canal das energias cósmicas e, assim, liga-se ao universo. Este mudra cria um sentimento de PAZ e de HARMONIA.

Mudra de meditação

Descrição

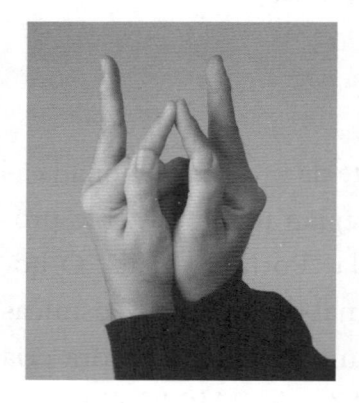

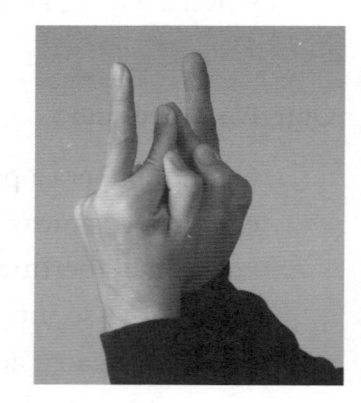

Quarto e quinto dedos dobrados.
Dedos médios abertos.
Indicadores juntos.
Os polegares apoiam-se nos indicadores para os afastar dos dedos médios.

Prática

Este mudra se pratica unicamente em posição sentada. Monte o mudra com as duas mãos enquanto inspira; desça-as durante a expiração, três vezes seguidas. Termine em posição de prece, mãos à altura do coração.

Explicação

– Este mudra cria um corpo subtraído à força da gravidade e será um suporte importante para qualquer forma de meditação e de busca pessoal.

Sensações durante a prática

1. Cria um estado de relaxamento entre o corpo e o cérebro.
2. Liberta os pensamentos parasitas ou negativos.
3. Isola do universo ambiente.
4. Atenua desejos e medos.
5. Corta a fome e todos os outros desejos perturbadores.

Objetivo procurado

Este mudra permite descobrir que o corpo não é somente matéria, um aglomerado de átomos, mas também energia, e pode conduzi-lo à liberdade.

5.
A postura

Postura e tradição

Da mesma forma que o mudra é uma forma precisa assumida pelos dedos e as mãos, a postura é uma posição simbólica assumida pelo corpo.

A postura de yoga não é uma ginástica corporal, do mesmo modo que um gesto qualquer das mãos não é um mudra.

A prática de uma postura é acompanhada de uma atitude interior específica e de respirações especiais.

A postura é também um alinhamento a serviço da energia que a sustenta. Ela reflete um estado de consciência específico. Por exemplo, a postura da árvore é uma exortação ao enraizamento para que haja uma expansão no espaço: os galhos.

A postura é definida de diversas maneiras:
- *"A postura é o movimento reduzido ao extremo."* (Roger Clerc*)
- *"O corpo é o meu templo, as posturas são minhas preces."* (BKS, Iyengar*)
- *"A postura é estável e agradável, graças ao abandono do esforço e ao fundamento do espírito no Infinito."* (*Os Aforismos** de Patanjali, II-46 a 48)

Guardemos, para a prática da sessão que vem a seguir, o princípio fundamental contido nos aforismos de Patanjali (texto de referência do yoga): cada postura deve ser assumida com **firmeza e facilidade**.

Para cada postura proposta, trabalhe de acordo com quatro orientações:
- Imobilidade completa
- Estabilidade, firmeza
- Facilidade, fluidez, abandono do esforço
- Abertura para o infinito

O resultado é obtido com paciência e trabalhando regularmente as posições.

Mudra e postura

Um mudra é uma postura das mãos e daí a comparação com as posturas de yoga no plano do corpo.

Um mudra é uma postura relacionada ao infinitamente pequeno e às posturas do corpo no infinitamente grande. A associação das duas técnicas cria uma ressonância, uma amplificação.

Cada mudra põe o chakra ao qual está ligado em estado de abertura e receptividade; atua, consequentemente, no infinitamente pequeno.

Depois vem a prática da postura correspondente, isto é, aquela que está no mesmo "comprimento de onda".

A postura atua no infinitamente grande, faz o trabalho de amplificador.

A tonalidade, o som, a energia, a emoção encerrada no corpo pelo mudra são amplificados pela postura que os irradia por todo o corpo e além dele.

A nota, a vibração fundamental dada pelo mudra, é tocada pelo corpo como um instrumento, para ressoar em seguida, em uníssono, em nosso "Grande Corpo" que é o universo.

Faremos assim a experiência de que tudo está ligado, do infinitamente pequeno ao infinitamente grande.

É preferível começar pela prática dos mudras, porque eles têm como primeira função ativar os chakras.

É importante que os centros nervosos (plexos) relacionados sejam postos em atividade para liberar as energias dos chakras.

6.
Sinfonia para a vida

Mudras e posturas

1. CHAKRA 1: O Triângulo
2. CHAKRA 2: A Cobra
3. CHAKRA 3: A Mesa de Quatro Pés
4. CHAKRA 4: O Devoto
5. CHAKRA 5: O Peixe
6. CHAKRA 6: A Árvore
7. LIGAÇÃO TERRA-CÉU: A Palmeira
8. CHAKRA 7: A Meditação Sentada

O Triângulo

Mudra

Em pé, faça o primeiro mudra (p. 50). Sinta o contato dos dedos e acalme-se fazendo algumas respirações.

Ao inspirar, levante os braços em direção ao céu; ao expirar, desça lentamente as mãos diante do corpo. Faça isso três vezes. Integre-se ao ambiente à sua volta.

Postura

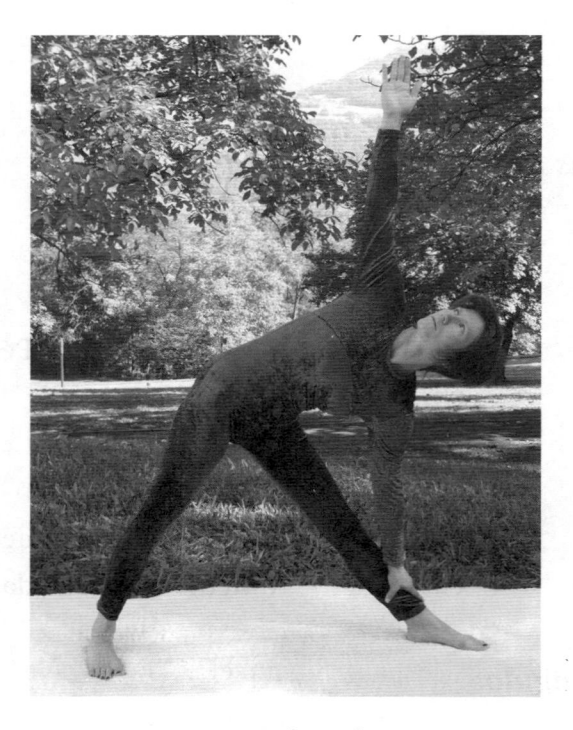

Na posição ereta, afaste bem os pés, conservando seus lados externos paralelos. Pressione os pés contra o chão para sentir-se bem ligado ao solo; os músculos das pernas ficam tensionados, assim como os glúteos e os músculos do períneo e do abdome. Ache o ponto de equilíbrio do seu quadril.

Expire enquanto estica os braços até a ponta dos dedos; ao inspirar, partindo da pressão dos pés sobre o chão e da firmeza do quadril, ponha os braços em cruz. Alongue-se até a ponta dos dedos, abaixe os ombros, faça as pontas das escápulas deslizarem para baixo. Retraia o queixo em direção à garganta para alongar a nuca e coloque a cabeça, o olhar, em posição horizontal.

Vire a ponta do pé esquerdo para dentro, depois vire a perna e o pé direitos para a direita. Tome o cuidado de conservar a pressão dos dois pés contra o chão enquanto mantém a postura.

Ao inspirar, desloque os braços e o tronco para a direita no plano horizontal; ao expirar, faça uma flexão lateral e ponha a mão direita sobre a perna, o tornozelo ou o pé, de acordo com suas possibilidades. Apoie-se com a mão direita sem se inclinar sobre a perna e estique o braço esquerdo em direção ao céu, alinhando os braços e os ombros, a palma da mão virada para a frente. Vire a cabeça em direção ao céu, sem perder a consciência de estar firmemente preso ao chão.

Respire lenta e regularmente, usufruindo a estabilidade que lhe dá a postura. Verifique se está mantendo bem a pressão dos pés contra o chão.

Para sair da postura, dobre o joelho direito, empurre o chão energicamente com o pé direito e endireite-se. Deixe o pé direito e o pé esquerdo paralelos. Durante a expiração, abaixe os braços. Vire as pontas dos pés para dentro, os calcanhares etc., para voltar a ficar com as pernas separadas na largura dos quadris. Desfrute o relaxamento na posição em pé. Deguste as sensações, especialmente as ligadas ao relacionamento do seu corpo com o solo, a terra.

Depois de dez respirações tranquilas, faça a postura do outro lado. Mantenha o mesmo número de respirações.

Relaxamento

Relaxe na postura da folha dobrada, o tronco sobre as coxas, a testa no chão, os braços de cada lado do corpo. A cada expiração, abandone um pouco mais do seu corpo à gravidade, como se quisesse ocupar o menor volume possível no espaço. Depois deixe a respiração se localizar no dorso. Aprecie a abertura de toda a superfície do dorso a cada inspiração e seu relaxamento a cada expiração.

A Cobra

Mudra

Em posição sentada, faça o segundo mudra (p. 53), sinta o contato dos dedos e relaxe as mãos enquanto faz algumas respirações.

Ao inspirar, eleve os braços para o céu, ao expirar, desça as mãos lentamente diante do corpo até atingir o chão. Faça isso três vezes.

Apoie as mãos sobre os joelhos ou as coxas e sintonize-se com o ambiente.

Postura

Sente-se sobre os calcanhares, afaste os joelhos, coloque o tronco contra as coxas e alongue os braços à frente. As mãos pousadas no chão devem ficar mais afastadas do que a largura dos ombros. Sem mover as mãos, rasteje, o tronco o mais próximo possível do chão, e estique-se com o ventre achatado. Contraia os glúteos, apoie o púbis no chão enquanto afasta a cintura do chão para empinar o tronco. Desse modo, você firma a região lombar e a protege.

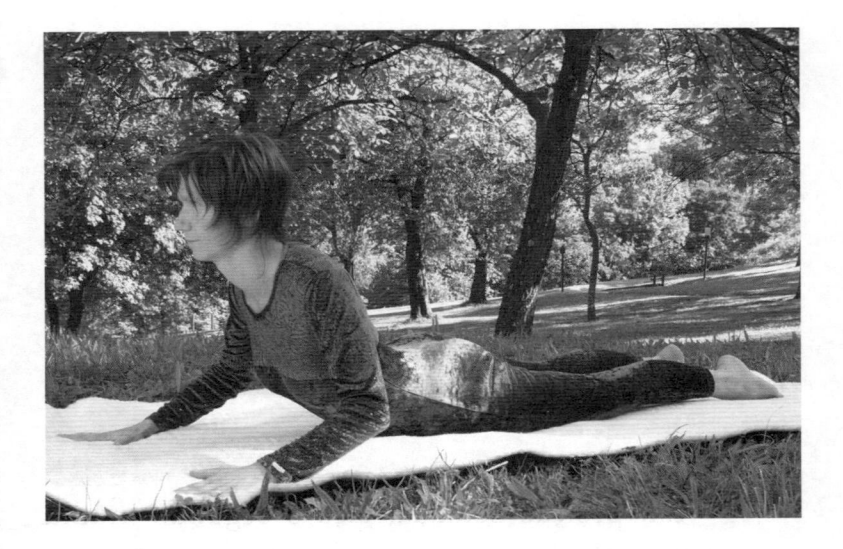

Contraia os músculos retos abdominais aproximando o púbis e a ponta do esterno. Ao inspirar, empurre o chão com os braços e eleve o tronco, fazendo a bacia girar em volta do eixo que liga as pontas dos quadris. Mantenha os cotovelos ligeiramente flexionados, para abaixar os ombros e os lançar para trás. Deslize a ponta das escápulas em direção à parte inferior do dorso.

É imperativo não relaxar o abdome para não assumir a postura à altura dos rins mas, sim, em torno do eixo que passa pelos quadris.

Inicialmente permaneça apenas durante 1 a 3 respirações na postura, depois arredonde as costas para voltar a se sentar sobre os calcanhares.

Dê um impulso para refazer o movimento, empine o tronco e assuma a postura, verificando todos os pontos indicados. Faça esse movimento ativamente diversas vezes para sentir melhor a energia da postura. Perceba a energia que você ativa cada vez que empina o tronco e se reergue.

Assim que estiver em harmonia com a energia do movimento, a postura será assumida com facilidade num único impulso. Mantenha então a postura por tantas respirações quantas conseguir, enquanto permanecer nessa energia, isto é, de 3 a 10 respirações.

A postura da cobra é muito simbólica. Ela permite a passagem do estado em que se rasteja para o estado em que avulta o desejo de se erguer, de se elevar. É a primeira etapa da evolução para a posição em pé, do animal para o homem, da dimensão horizontal para a vertical.

Com a prática, você pode manter a postura por mais tempo a fim de apreciar o ambiente específico da cobra.

Relaxamento

O relaxamento se faz, como anteriormente, na postura da folha dobrada.

A cada expiração, relaxe os braços ao lado do corpo e deixe os ombros pender em direção ao chão. Incline a fronte para o chão. Fique numa atitude de abandono total.

A Mesa de Quatro Pés

Mudra

Na posição sentada, faça o terceiro mudra (p. 56), sinta o contato dos dedos e relaxe as mãos enquanto toma algumas respirações.

Ao inspirar, eleve os braços para o céu, ao expirar, desça as mãos lentamente diante do corpo até atingir o chão. Faça isso três vezes.

Apoie as mãos sobre os joelhos ou as coxas, sintonizando-se com o ambiente à sua volta.

Postura

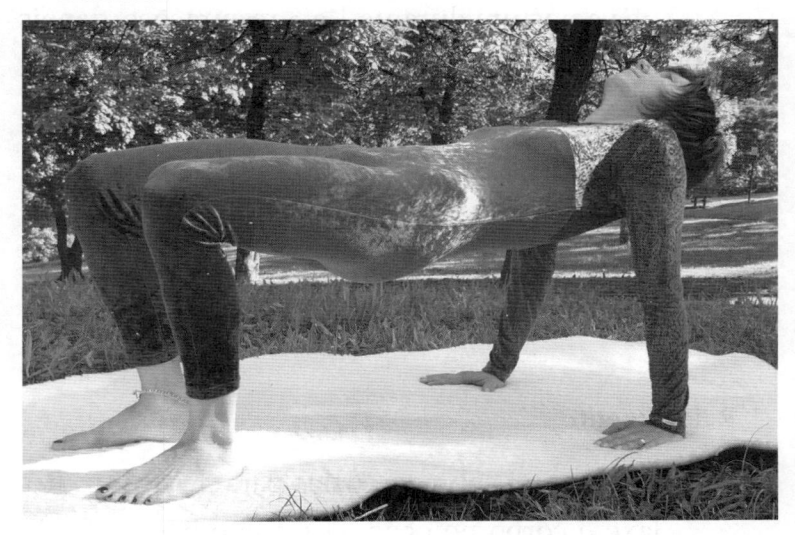

Sente-se com as pernas flexionadas, os pés afastados à distância da largura dos quadris, as mãos apoiadas no chão atrás de você, os dedos voltados para a frente.

Concentre-se no abdome e ponha-se em contato com a força do seu ventre, essa força que o leva a agir na vida, a seguir adiante.

Ao inspirar, dando um impulso, empurre o quadril em direção ao céu. Eleve-o à altura dos joelhos.

Se for necessário, ajuste a postura. As pernas ficam perpendiculares ao chão, os braços estendidos, as mãos alinhadas com os ombros. Retraia o queixo em direção à garganta. Mantenha a postura durante 1 a 3 respirações, depois retorne. Entre novamente em contato com a força do hara e retome a postura com um novo impulso. Depois de fazer o movimento diversas vezes, assuma a postura quando sentir bem essa energia e conserve-a durante 3 a 10 respirações. Retome o ciclo várias vezes.

Relaxamento

Alongue-se sobre as costas para descansar. Relaxe o corpo no chão. Usufrua o bem-estar do abandono à terra, como um retorno às origens, à nossa Mãe Terra, nossa Nutriz. Com toda confiança, sinta a recarga de energia depois do esforço. Desfrute o prazer de receber depois de ter dado, depois de ter feito um esforço.

O Devoto

Mudra

Na posição sentada, faça o quarto mudra (p. 59), sinta o contato dos dedos e relaxe as mãos enquanto faz algumas respirações.

Ao inspirar, eleve os braços para o céu; ao expirar, desça as mãos lentamente diante do corpo até atingir o chão. Faça isso três vezes.

Apoie as mãos sobre os joelhos ou as coxas, sintonizando-se com o ambiente à sua volta.

Postura

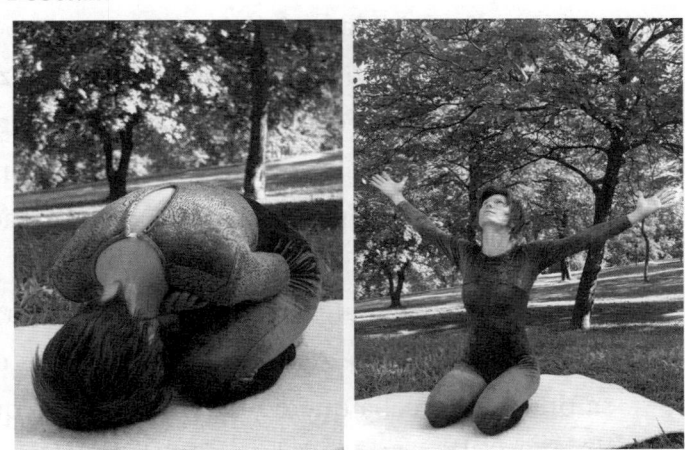

Sente-se sobre os calcanhares, o tronco na vertical. Encaixe o quadril empurrando o púbis para a frente a fim de elevar o tronco.

Endireite a coluna, estique a nuca, volte ligeiramente o queixo para a garganta.

Cruze os antebraços sobre o peito e pouse a ponta dos dedos nas clavículas.

Ao expirar, encurve as costas, a testa pendendo na direção do chão.

Ao inspirar, levante a coluna, vértebra após vértebra, começando de baixo. Depois descruze os braços, abrindo-os num gesto de acolhimento, formando um "V". Abra seu coração a cada inspiração, num impulso de amor universal, e prenda a respiração por um instante, deliciando-se com as maravilhas do clima criado, com a voluptuosidade do amor.

Experimente o movimento diversas vezes de forma dinâmica e, quando se sentir carregado dessa energia, dessa dimensão de amor, tome várias respirações, para desfrutar a Eternidade do instante.

Refaça o ciclo algumas vezes, como para as posturas anteriores. Agora que já assimilou essa prática, perceba que o que você sentir é que deve guiá-lo no tempo de manutenção da postura, mais do que a contagem das respirações.

Relaxamento

Descanse sobre as costas, as pernas bem separadas, os braços estendidos atrás da cabeça, em "V" – é a postura da cruz de santo andré.

Deixe que o clima dessa postura se prolongue e impregne seu corpo até o âmago de cada uma de suas células, como ondas de amor que arrebentam em você e o transportam ao rio do Infinito e da Eternidade. Sinta a transformação que se opera em você em profundidade. Nesse impulso de amor, deixe seu corpo unir-se ao espaço à sua volta. Deleite-se com essa experiência para se fazer renascer.

O Peixe

Mudra

Na posição sentada, faça o quinto mudra (p. 62), sinta o contato dos dedos e relaxe as mãos enquanto faz algumas respirações.

Ao inspirar, eleve os braços para o céu; ao expirar, desça as mãos lentamente diante do corpo até atingir o chão. Faça isso três vezes.

Apoie as mãos sobre os joelhos ou as coxas, sintonizando-se com o ambiente à sua volta.

Postura

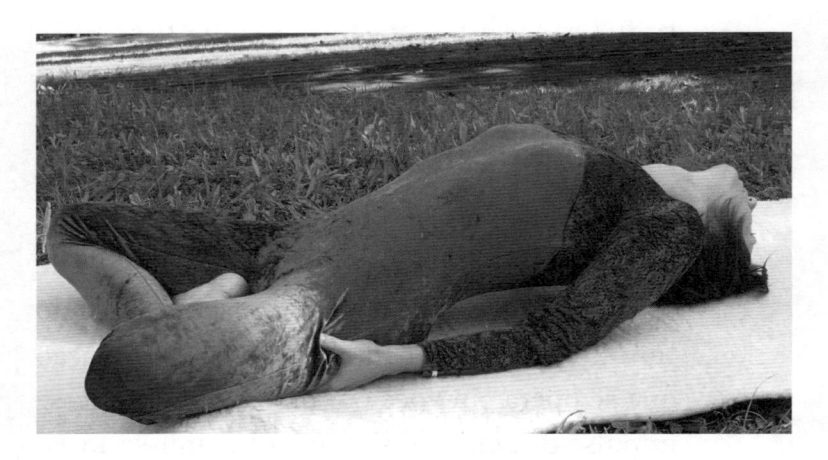

Alongue as costas, dobre as pernas colocando os pés um ao lado do outro. Depois desça os joelhos em direção ao chão e cruze os tornozelos. Apoie-se sobre os cotovelos, os antebraços e as palmas ficam no chão ao longo do corpo. Segure as nádegas e o alto das coxas com ambas as mãos.

Ao inspirar, dilate o tórax e curve a cabeça para trás, empurrando o chão com os antebraços e as mãos. Apoie o alto do crânio no chão, continuando a encurvar a parte superior do tronco e a dilatar a caixa torácica a cada inspiração; mantenha o que conseguiu a cada expiração. A respiração torna-se torácica.

Mantenha a postura durante 5 a 10 respirações, depois levante a cabeça, retraindo o queixo na direção da garganta. Pouse delicadamente as costas, vértebra após vértebra, sobre o chão, a cabeça por último; depois alongue as pernas.

Relaxamento

Abandone o corpo no chão e aprecie o relaxamento. Sinta que a amplitude da respiração se modifica pouco a pouco e vai se localizar no ventre.

Na postura do peixe, a consciência é invocada na garganta, por meio de sua abertura, e a respiração se dá no tórax, o que cria uma tensão em direção ao alto. No relaxamento, sinta o alívio com o retorno da consciência para a parte inferior do corpo e a volta à respiração abdominal.

Aproveite a calma e a paz que se instalam. A cada respiração, descubra e absorva o que a postura modificou em você. Sinta derramarem-se novas ondas de vida, de energia, em você, desencadeadas pela postura assumida. Permaneça à escuta do novo "canto" do seu corpo em uníssono com o "canto" do universo. Depois, deixe-se escorregar no silêncio repleto dessa experiência.

Se a coluna cervical for frágil, faça a variante do Pequeno Peixe.

Alongue-se no chão, os braços estendidos ao lado do corpo. As pernas ficam dobradas como na postura do Peixe. Apoie-se nos cotovelos, os antebraços e a palma das mãos no chão, ao longo do corpo.

Esvazie bem os pulmões e, ao inspirar, dilate o tórax e incline ligeiramente a cabeça para trás. Apoie a cabeça não mais pelo topo, mas pela parte alta e posterior do crânio. Permaneça assim durante 5 a 10 respirações e, depois, desfrute o relaxamento como fez com a postura do Peixe.

A Árvore

Mudra

Na posição sentada, faça o sexto mudra (p. 65), sinta o contato dos dedos e relaxe as mãos enquanto faz algumas respirações.

Ao inspirar, eleve os braços para o céu; ao expirar, desça as mãos lentamente diante do corpo até atingir o chão. Faça isso três vezes.

Apoie as mãos sobre os joelhos ou as coxas, sintonizando-se com o ambiente à sua volta.

Postura

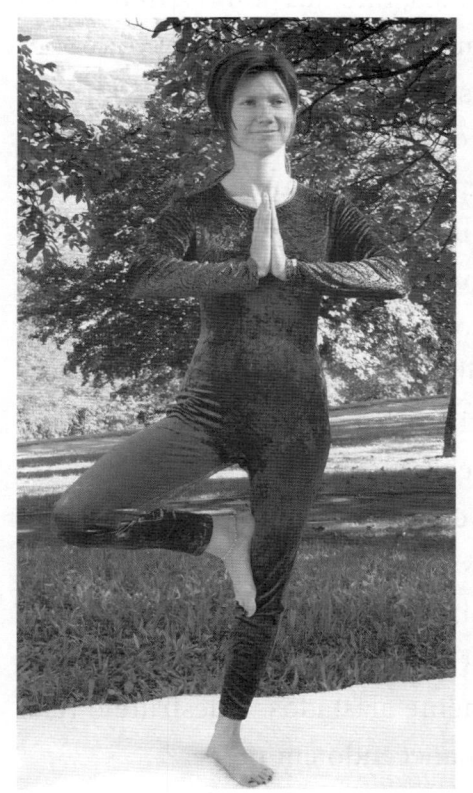

Em pé, sinta o contato dos pés com o chão e deixe a consciência entrar em sintonia com a terra; crie suas raízes. Empurre o chão com os dois pés e monte a postura em pé: as pernas firmes, o quadril em equilíbrio, a coluna ereta, os braços e os ombros relaxados, a nuca alongada, o queixo retraído em direção à garganta. Posicione a cabeça com o olhar no plano horizontal e o alto do crânio em contato com o Infinito acima da cabeça.

Habite seu corpo, sinta que é o traço de união entre o céu e a terra, viva essa dimensão vertical durante algumas respirações.

Concentre-se no ventre, exatamente abaixo do umbigo, no ponto onde se encontra o centro de gravidade do seu corpo.

Abra os olhos, fixe um ponto à frente e estabilize o olhar para manter a concentração.

Esvazie os pulmões depois de inspirar e levante os braços para os lados no plano horizontal. Ao expirar, desloque o peso do corpo para o pé esquerdo, levante o joelho direito e abra-o em seguida para o lado, a fim de colocar o pé direito contra o joelho ou a coxa, dentro das suas possibilidades.

Quando tiver alcançado o equilíbrio, junte as mãos diante do rosto e faça o mudra. Mantenha a postura durante umas 10 respirações. Depois, numa expiração, recoloque os braços na posição inicial; na expiração seguinte, ponha o pé no chão. Feche os olhos, com os pés no chão, ligeiramente afastados, e desfrute o relaxamento permanecendo em pé.

Depois de uma curta pausa, faça da mesma maneira a postura da árvore com o outro pé.

Os praticantes avançados de yoga podem fazer esta postura e colocar as mãos diante do rosto com o mudra, concentrando-se em seguida no ventre e fechando os olhos. Utilize a irradiação e a força do "terceiro olho", âjnâ-chakra, para manter o equilíbrio. Notará que o equilíbrio é favorecido pela formação do mudra.

Relaxamento

Tendo feito a postura dos dois lados, experimente o relaxamento em pé. Relaxe a pressão dos pés no chão, sinta apenas o contato com o chão. Desfrute a calma e a estabilidade em todo o corpo e deixe-as irradiarem-se à sua volta. Você pode também fazer a ligação entre a dimensão vertical que a postura o levou a experimentar e a dimensão horizontal, compartilhando assim as coisas ao seu redor.

A Palmeira

Mudra

Na posição sentada, faça o sexto mudra de ligação terra-céu (p. 68), sinta o contato dos dedos e relaxe as mãos enquanto toma algumas respirações.

Ao inspirar, eleve os braços para o céu; ao expirar, desça as mãos lentamente diante do corpo até atingir o chão. Repita três vezes.

Apoie as mãos sobre os joelhos ou as coxas, sintonizando-se com o ambiente à sua volta.

Postura

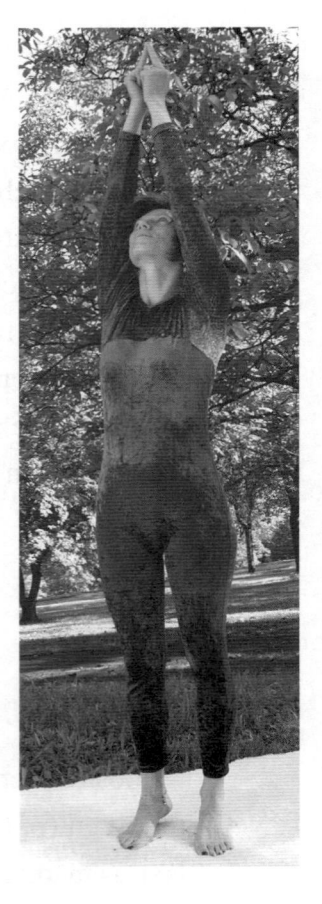

Em pé, afaste os pés um pouco mais do que o correspondente à largura dos quadris. Pressione os pés contra o chão, mantendo as pernas tensionadas. Equilibre o quadril, depois enrijeça ligeiramente os glúteos e os músculos do períneo e do abdome. Alongue a coluna, como se quisesse crescer; enquanto faz essa passagem, relaxe os ombros e os braços. Estique a nuca, mantenha o olhar no plano horizontal e sinta o espaço infinito acima da cabeça. Volte ao seu corpo, aprecie sua dimensão vertical. Eleve os braços pelos lados do corpo e junte as mãos acima da cabeça, com os braços estendidos. Certifique-se de que os braços estejam posicionados de cada lado das orelhas. Habite seu corpo inteiro, visualize as raízes que se aprofundam em direção ao centro da terra e os braços que se voltam para as estrelas.

Sinta-se como se estivesse suspenso entre o céu e a terra ou, melhor ainda, como se seu corpo se alongasse para fazer a ligação entre esses dois polos.

Desfrute sua dimensão cósmica, aceite fazer a experiência de ir ao encontro do universo, de ser o universo.

Deixe a respiração ir ficando cada vez mais lenta, regular e calma, como se estivesse suspensa, permitindo-se usufruir um instante de eternidade.

Relaxamento

Depois de quinze respirações, lentamente, mantendo-se consciente dos seus gestos, recoloque os braços ao lado do corpo, reaproxime os pés e usufrua das primeiras sensações de relaxamento na postura em pé. Depois, alongue as costas, as pernas bem separadas, os braços em "V" para trás da cabeça, na postura da cruz de santo andré.

A Meditação Sentada

Mudra

Na posição sentada, faça o sétimo mudra (p. 71), sinta o contato dos dedos e relaxe as mãos enquanto faz algumas respirações.

Esvazie os pulmões e, ao inspirar, eleve os braços para o céu; ao expirar, desça as mãos lentamente diante do corpo até atingir o chão. Repita três vezes.

Apoie as mãos sobre os joelhos ou as coxas, sintonizando-se com o ambiente à sua volta.

Postura

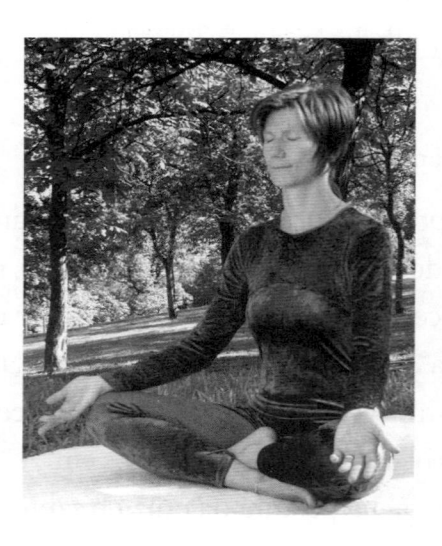

Na posição sentada, sinta o contato de sua base com o chão, com a terra. A partir dessa solidez, sinta que a coluna se liberta, se eleva. Experimente a dilatação do peito, os ombros baixos, ligeiramente voltados para trás. Como a nuca está alongada, tome consciência do equilíbrio de sua cabeça. Sinta o alto do crânio e abra-o para o infinito acima de você.

Mantenha os olhos fechados para apreciar o ambiente interior. Acolha tudo o que vê em si mesmo, como a prática com que você está se presenteando. Participe da alquimia das energias existentes em você. Talvez se sinta um pouco menos confinado na estreiteza do seu corpo, talvez se sinta tomado por uma sensação de abertura, de espaço, de liberdade... Desfrute esses sentimentos.

MUDRA	POSTURA

Primeiro Chakra • Elemento: Terra

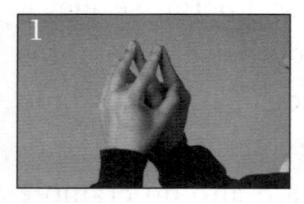

O Triângulo:
Libere o quadril,
solte as clavículas,
libere a sutura sagital
do crânio.

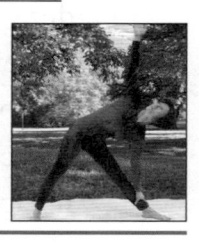

Segundo Chakra • Elemento: Água

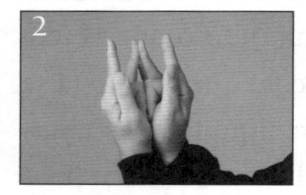

A Cobra:
Estique os quadríceps,
abra a bacia, libere as
costelas flutuantes
e as têmporas.

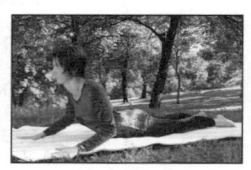

Terceiro Chakra • Elemento: Fogo

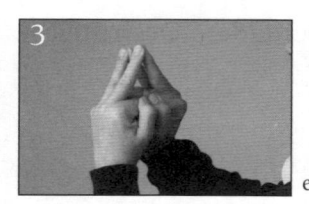

A Mesa de Quatro Pés:
Conscientize-se das
panturrilhas, firme
a faixa abdominal,
alongue os músculos
esternocleidomastoideos.

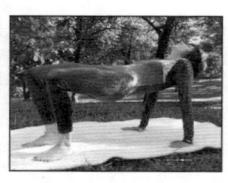

Quarto Chakra • Elemento: Ar

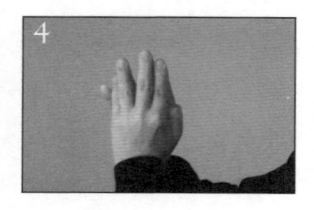

O Devoto:
Mobilize os calcanhares,
tome consciência do
esterno e de suas funções,
projete o maxilar inferior.

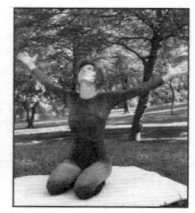

MUDRA   POSTURA

Quinto Chakra • Elemento: Éter

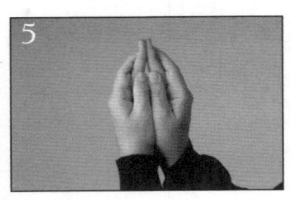

O Peixe:
Ressoe entre o joelho e a garganta, estabilize o quadril encaixado, projete as maçãs do rosto, abra as cavidades oculares e o osso frontal.

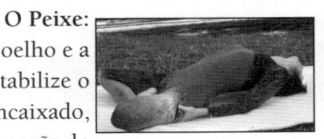

Sexto Chakra • Elemento: Além

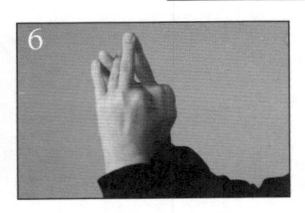

A Árvore:
Una o sacro e o cóccix à terra, amplie o movimento do diafragma à altura da coluna dorsal, adense o occipital.

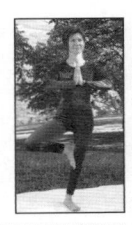

Ligação Terra-Céu

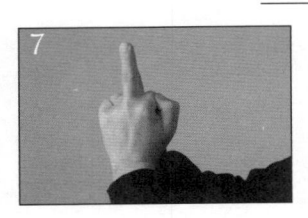

A Palmeira:
Tensione as membranas viscerais, abra as virilhas, abra a parte inferior do esterno, separe a fontanela, alongue o eixo vertical.

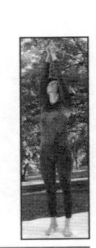

Sétimo Chakra • Elemento: Além

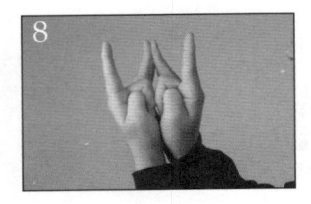

A Meditação Sentada:
Libere os adutores, ajuste a região lombar, libere a região auditiva pela abertura das mãos.

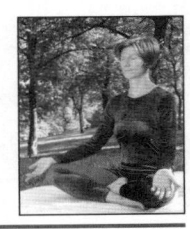

7.
Os chakras

Uma tradição baseada em experiências muito sutis nos dá pontos de referência sobre a constituição do nosso ser em planos diferentes. Do mais denso ao mais sutil, encontramos:

- O corpo físico
- O corpo energético
- O corpo mental
- O corpo espiritual

No corpo energético, podemos sentir diversos níveis de densidade, da mesma maneira que ocorre no corpo físico em que distinguimos:

- um corpo físico denso, pelos ossos, músculos e diferentes órgãos;

- e um corpo físico mais sutil, pela percepção das fáscias, da linfa, da circulação do sangue...

Em um primeiro plano energético, pode-se sentir facilmente certa energia sob a forma de calor, de "crepitação" de vida no corpo, depois de um esforço intenso, por exemplo. Os cientistas demonstraram por meio de um procedimento especial os circuitos de energia do corpo, que os grandes mestres da Índia e da China conheciam por experiência (os meridianos da acupuntura).

Os centros de energia ou chakras encontram-se num plano mais sutil e exigem um tipo de percepção muito mais refinado.

Definição

O chakra, termo sânscrito que significa "roda", é um centro de irradiação de força. Ele é formado pela convergência de canais de energia em um mesmo espaço do corpo da energia.

Em repouso, é descrito como uma roda ou uma flor, que se põe a rodar e a irradiar quando ativado.

Cada chakra desempenha o papel de acumulador e de regulador de energia antes que esta seja enviada para uma parte do corpo através de pequenos canais.

Ainda que esses centros não pertençam ao corpo físico, cada um deles exerce influência sobre órgãos, plexos nervosos e glândulas endócrinas: eles se situam no corpo da energia.

O chakra, parte constitutiva do ser humano, liga-se ao mesmo tempo com a natureza e todo o meio ambiente. Num plano mais sutil, ele emite uma aura que conecta o homem ao universo, como a flor propaga seu perfume. Cada ser é chamado a exprimir, por essa irradiação, aquilo que tem de mais profundo no coração, na alma. É, então, uma ressonância de amor.

Os mudras exercem uma ação específica sobre os chakras: eles agem no plano da parte posterior desses chakras, isto é, no plano da coluna vertebral (padma).

Portanto, eles não agem diretamente sobre a zona do chakra.

Sua ação permite liberar o fluxo energético que nutre o centro do chakra, liberando sinais luminosos.

Essa energia põe em movimento os receptores que se encontram no plano de cada chakra e fazem a ligação com a realidade universal (como o modem permite acessar toda a memória da internet). O chakra é desse modo reativado em sua função inicial, o mudra produzindo uma vibração estável.

A sensibilização dos chakras

Prática

Sente-se confortavelmente numa cadeira ou sobre uma almofada com as pernas cruzadas, deixando os joelhos abaixados. Sinta sua base em contato com o solo, a terra. Endireite a coluna vertebral, estique a nuca, posicione a cabeça e mantenha o olhar na horizontal. Abra o topo do crânio em direção ao infinito.

Volte ao espaço interior do seu corpo, passe um tempo apreciando esse momento de calma que você está se dando. Não se preocupe com nada, apenas esteja lá: é um instante precioso.

Assim que estiver calmo, sinta a respiração ocorrer naturalmente. Deixe-se embalar pelo ritmo tranquilizador da expiração e da inspiração. Observe a respiração por alguns instantes, sem modificá-la. É a manifestação concreta da Vida que se dá tranquilamente em você.

Concentre a atenção na entrada das narinas e sinta a vibração do ar que entra e sai enquanto respira cada vez mais levemente. Essa sensibilidade provoca uma mudança de estado de consciência que lhe permitirá ter acesso a percepções mais sutis, necessárias para perceber os diferentes centros energéticos: os chakras.

Para cada centro de força, localize-se na parte do corpo a que ele se refere, depois entre nesse espaço. Não se preocupe mais com o seu corpo físico, deixe-o em segundo plano: os chakras não se encontram no corpo físico, mas num plano mais sutil. Apenas esteja lá, sem esperar por uma experiência extraordinária.

Cada chakra tem ligação com uma parte do corpo físico e irradia uma certa qualidade de energia a partir desse espaço, desse ambiente particular. Mas sua expressão pode ser mais ampla e espalhar-se por todo o corpo e, quem sabe, por todo o espaço do momento presente.

Para experimentar cada chakra, o processo é o mesmo.

Os cinco elementos

Tradicionalmente, os chakras são apresentados em sua relação com um dos cinco elementos: terra, água, fogo, ar e éter. O que representam esses elementos?

O elemento "**terra**" simboliza o aspecto mais concreto de uma realidade. É o movimento de energia que adensa, que manifesta, que concretiza, que estabiliza. Ele produz na evolução a manifestação progressiva da matéria.

O elemento "**água**" representa o movimento, a fluidez, e está associado à vida. A vida surgiu no oceano.

O elemento "**fogo**" liga-se ao "fogo da ação", isto é, à energia que transforma: o fogo só existe quando incendeia, quando transforma.

O elemento "**ar**" nos lembra que toda a realidade tem uma dimensão sutil, invisível e essencial.

O "**éter**", mais sutil que o ar, é o elemento central, a quintessência dos alquimistas que continha os quatro outros elementos. É a realidade dentro de sua potencialidade.

Primeiro chakra:
centro da raiz - Mûlâdhâra

O centro da raiz corresponde ao elemento Terra.

Prática

Em posição sentada, leve a consciência ao períneo, entre o sexo e o ânus, lugar onde está localizado o primeiro chakra.

Respire delicadamente nesse local e deixe o espaço se abrir amplamente. Sinta o contato de sua base com o solo, a terra. Respire pela base a energia da terra. Entre nessa energia, nessa sensação, e perceba-a ocupando todo o seu tempo.

Mantenha-se firme nos quadris, sinta suas raízes entrando pela terra como as de uma árvore para se nutrir. Essa força de enraizamento manifesta-se na parte inferior do corpo: pés, pernas, quadril.

Mais globalmente, podemos experimentar solidez, segurança e confiança na vida, sem que isso se prenda a uma parte do corpo. É um sentimento que ocupa todo o espaço do ser.

Por um instante, alimente-se desse clima, desse sentimento.

Segundo chakra:
centro vital - Svâdhichthana

O centro vital corresponde ao elemento Água.

Prática

Situe-se na parte posterior do púbis e respire suavemente nesse espaço. Deixe-o vibrar cada vez mais amplamente, como uma flor que desabrocha. Abra-se para a vida, sinta-se ligado a tudo que vive sobre a face da terra. Acolha essa energia em você, diga-lhe "sim" com todo o seu ser, com todas as suas células. Sinta o corpo animado com essa vitalidade, essa força.

Continue a respirar nesse espaço, espaço de vida. Sinta a energia que anima tudo aquilo que vive em você e à sua volta – ela é uma energia só.

Permaneça lá, à escuta dessa energia, como um imenso oceano que o embala.

Fique em silêncio e deixe vibrar a vida em você, alimente-se diretamente de sua própria essência, deixe que ela o preencha com sua onda revigorante.

Terceiro chakra:
centro da ação - Manipûra

O centro da ação corresponde ao elemento Fogo.

Prática

Ocupe o espaço do umbigo, no cruzamento das forças dos braços e das pernas, e respire lentamente. Cada respiração vai introduzi-lo nesse novo espaço, mergulhá-lo nesse novo ambiente. Como acontece quando descobre um novo lugar, todos os seus sentidos ficam em estado de alerta.

Continue a respirar e entre em contato com o fogo que existe em você, o fogo que o leva a agir, a "abraçar" a vida e seguir adiante, cada vez mais longe. Abra-se a essa nova dimensão. Sinta que tem sempre em você esse fogo latente, essa chama, a reserva de energia que pode a qualquer instante inflamar-se para agir.

É igualmente o "fogo digestivo" que consome e transforma os alimentos e os assimila, digerindo também os acontecimentos da vida para que ela possa prosseguir.

Quarto Chakra: centro do amor - Anâhata

O centro do coração corresponde ao elemento Ar.

Prática

Ocupe o espaço atrás do esterno e abra seu coração para a vida. Vá ao encontro da onda de amor que o anima e que jorra desse centro. A dimensão do amor não é realmente a verdadeira dimensão do homem, de sua alma?

Não se prenda, ame sem limites a vida, os seres, a natureza, tudo aquilo que vive... Viver é amar. Deixe seu coração vibrar, sem medo. Deixe essa dimensão aumentar, irradiar-se além do seu peito, além do seu corpo, além do céu, até dissolver-se no infinito...

Quinto chakra:
centro da expressão e da criatividade - Vishuddha

O centro da palavra, da expressão, da criatividade corresponde ao quinto elemento: o Éter.

Prática

Respire no espaço da garganta, desimpeça a passagem, abra-a até que fique bem larga e a respiração flua. Livre-se das expressões de rancor, de ódio... de todas as palavras, de todos os males que estão atravessados em sua garganta.

Que sua expressão seja livre, criadora, rica e plena de amor. Sinta esse espaço tornar-se cada vez mais fluido, leve, harmonioso e radiante de energia, para que suas palavras sejam corretas e cantem a vida.

Sexto chakra:
centro da vontade e da inteligência - Âjnâ

Este centro psíquico é muito sutil. A partir deste chakra, não há mais correspondência com os cinco elementos.

Prática

Ocupe o espaço atrás da testa e respire bem delicadamente até que a testa se alargue e se abra como uma flor.

Sinta que o espaço se acalma, liberte-se de todas as preocupações e pensamentos da hora.

Faça a experiência de estar presente no momento, na simplicidade. Não procure por nada, ofereça a si mesmo um instante de pausa, sem fazer nada.

Sinta sua presença nesse corpo, sua presença nesse espaço mental. Aprecie a força da energia psíquica, a força desse mental que se apresenta, estabelece limites e organiza; sinta seu papel de dirigente, a riqueza de seu ser pensante, o refinamento e a capacidade de se abrir ao silêncio para além de sua própria atividade.

Sétimo chakra:
centro da espiritualidade,
da dimensão infinita - Sahasrâra

Prática

Respire lentamente no alto da cabeça para sensibilizar a abertura ao espaço infinito acima de você.

Conserve a sensação de sua verticalidade na posição sentada, do polo da terra, a base do seu corpo, ao polo do céu, o alto do seu corpo.

Continue a respirar no espaço acima da cabeça para acolher uma abertura, um impulso em direção ao infinito e à eternidade.

Deixe nascer em você uma aspiração a outra dimensão, além do mundo da forma.

Tenha confiança em sua intuição, na dimensão cósmica, espiritual, no amor universal, no Ser.

Os chakras e os períodos da vida

Philippe, graças à sua experiência, demonstrou uma correspondência entre os chakras e os diferentes períodos da vida. Ao longo de toda a existência, o homem passa por etapas fundamentais que correspondem à instalação sucessiva dos sete centros energéticos.

A energia vital é liberada e modulada por nossas reações emocionais. Todas as funções vitais se apoiam nas reações viscerais do tipo: "a energia passa, ela não passa". As particularidades inscritas em nossos genes já contêm raízes que se traduzem em capital afetivo. No ser humano, isso se transformará, no plano consciente, em emoções e sentimentos: "eu amo, não amo". Esse sistema de reação manifesta-se às vezes por origens genéticas, por gravações na memória feitas na concepção, durante a gravidez, no nascimento e por todo o primeiro período de envolvimento familiar. Durante essa fase, as variações dos fluxos de energia vital imprimem-se em nossa essência como se esta fosse cera virgem. Vem em seguida a instalação dos centros emocionais energéticos, que procurará suporte nas memórias básicas.

Na prática, trata-se de retomar o que se produziu quando do desenvolvimento dos chakras relacionado às memórias primitivas.

O chakra da raiz:
Início da existência - a encarnação

Este centro de base corresponde ao elemento **TERRA** e é ativado durante o período da concepção, os nove meses de gestação, assim como durante o primeiro ano de vida. Três tipos de impregnação energética são gravados na memória:

– O ambiente próprio para esse espírito que vem se manifestar em um corpo: o bebê não passa de um fruto da genética.
– As energias da encarnação durante a concepção, o desenvolvimento intrauterino e as particularidades do nascimento.
– Os impulsos ocasionados por movimentos reacionais familiares, correntes culturais ou características predominantes de uma época.

A ativação do chakra da raiz põe essas memórias em movimento. Elas são secretamente ativas em diferentes planos de nosso funcionamento:

1. **Afetivo**

    Exemplo: nossas características afetivas são amplamente matizadas pelos laços familiares.

2. **Físico**

    Exemplo: o modo como nos mexemos, ficamos parados, andamos e agimos é uma característica derivada dos modelos de nossa primeira infância.

    O ato de carregar o bebê colocando o braço sob o quadril contribui para estimular essa base da coluna vertebral.

3. **Espiritual**

    Exemplo: o espírito da criança se forma nas entonações afetivas presentes na linguagem do seu ambiente, bem mais do que com a aprendizagem das próprias palavras.

A prática do "mudra da raiz" desperta essas memórias, verdadeiros alicerces da nossa energia vital.

De maneira mais ampla, estamos também dentro dessa energia toda vez que mergulhamos na certeza do que é concreto e também no que está além.

Chakra 2: A dimensão afetiva

Corresponde ao elemento ÁGUA e cobre o período tradicional do desmame, isto é, entre 1 e 5 anos de idade.

Ele rege o amor em relação à nossa realidade sexual, feminina ou masculina. É a base da realidade afetiva e se exprime por meio de três perguntas fundamentais:

– Fui desejado?
– Posso receber amor?
– Posso oferecer amor?

Este chakra é o motor emocional da criança.

A emoção afetiva está ligada ao despertar dos cinco sentidos na criança, já que os sentimentos são a integração mental dessas mesmas energias. A transformação dessas emoções afetivas em sentimentos se dá durante esse período. Existe, portanto, interatividade entre as emoções sensoriais (de conhecimento e de ação) e os sentimentos.

O tempo de aprendizagem é ativado pelo jogo em que o "sensorial-afetivo" masculino-feminino – somos os dois – está claramente onipresente. É o caminho de emoções polarizadas (masculino-feminino) que situa a criança no Mundo.

A relação de amor entre a mãe e o pai, a imagem masculina e feminina que eles encarnam, são elementos que desempenham um papel fundamental.

Esse espaço-tempo é muito produtivo no desenvolvimento da criança. Ele é retomado na prática do mudra, para se experimentar a energia apropriada e conduzi-la para a esfera da consciência.

Ele se divide em duas famílias:

1 – A emoção presente na energia dos sentidos
 Escuta e fala
 Visão e ação
 Toque e senso de substância
 Gosto e desgosto
 Cheiro: atração e repulsão

2 – Os sentimentos
 Descoberta do amor
 Descoberta do ódio
 Sede de aprender
 Sentido da verdade
 Primeiras aproximações da morte

Cada um desses "sentimentos" estimula ou inibe as manifestações de emoções sensoriais. Por exemplo: a criança pequena não tem apenas as reações afetivas espontâneas do bebê, seu funcionamento foi modificado pelos sentimentos que ela experimenta pelo pai ou pela mãe.

De maneira mais ampla, estamos também dentro dessa energia polarizada toda vez que nos sentimos amados pela Vida, que amamos a vida e que partilhamos a vida.

Chakra 3: O centro da ação

Corresponde ao elemento **FOGO** e cobre o período que se estende da entrada na escola até a época das principais aquisições, como a leitura, a escrita, o cálculo... isto é, entre 3 e 9 anos.

Ele exprime o início do domínio da realidade pela criança, de um começo de compreensão do mundo e da descoberta do saber.

A curiosidade leva a criança a explorar o mundo, a fazer perguntas, a querer conhecer e compreender tudo o que se passa à sua volta.

A prática do mudra ligado ao chakra da ação dá condições para entrar em comunicação com os outros. Para isso, a criança deve superar seus medos, dúvidas, crenças, angústias e assumir seus desejos para ampliar seu espaço de vida.

Essa tomada de consciência e de poder exige muita energia. Nessa etapa também o meio familiar é muito importante como apoio.

Para ir ao encontro de outras pessoas, é preciso desenvolver seis funções na memória:

1 – Aquela que permite a locomoção

Por exemplo: a criança adquire uma autonomia de locomoção ao ir se encontrar com os amiguinhos. Para ela, é uma experiência de vida, porque deve superar todos os seus medos e defrontar-se com outras pessoas.

2 – Aquela que permite a interação social

Por exemplo: aprender o jogo do relacionamento para se situar na vida em sociedade; encontrar seu lugar pela ação; saber ler e escrever.

3 – A integração mais consciente do esquema corporal

Por exemplo: na ação, a criança descobre novas sensações em seu corpo, por meio do equilíbrio e da mobilidade. Ele conhece a dor, precisa integrá-la e se situar em relação a ela em sua evolução.

4 – A integração de sentimentos

Por exemplo: a criança é confrontada com os olhares dos outros e precisa encontrar o equilíbrio ao tornar-se consciente de seus próprios valores, para conseguir manter distância em relação ao julgamento alheio.

5 – A integração dos conflitos

Por exemplo: a criança desenvolve a capacidade de passar além das reações instintivas para encontrar um funcionamento próprio (gestos, palavras, reflexões), que será seu instrumento para gerir os conflitos.

6 – Integração da felicidade

Por exemplo: a criança vai se afastar da influência muito forte das experiências agradáveis e desagradáveis para integrar a noção mais ampla de "felicidade de viver".

De maneira mais ampla, estamos também dentro dessa energia toda vez que queremos reavaliar essas aquisições e conquistar novas capacidades em diferentes épocas.

Chakra 4: O despertar para o amor

Corresponde ao elemento **AR** e cobre o período que vai dos 7 aos 15 anos de idade.

Marca um movimento de expansão que se expressa pelo desenvolvimento dos desejos e a multiplicidade das experiências. Durante essa fase, o adolescente se recusa a ter limites. Ele está à procura do seu futuro, do seu lugar na sociedade.

É o centro da descoberta das relações intelectuais e afetivas.

Este chakra estabelece a relação entre o corpo e a alma da pessoa. Isso exige dela forjar uma personalidade forte na relação com seu íntimo e no respeito às outras pessoas.

A inteligência do coração está aberta para o mundo e receptiva ao desenvolvimento das inspirações nascidas da interiorização. Ela preside uma maturação essencial à abertura para a dimensão do amor.

O jovem deve descobrir as experiências emocionais e energéticas que vão lhe permitir seguir adiante na vida. Suas memórias dividem-se em doze tipos de experiências:

1. O amor ao silêncio, à intimidade.
2. O amor à música, às melodias.
3. O amor à luz, às cores, às imagens.
4. O amor ao movimento (esportes e atividades...).
5. O amor ao toque (cerâmica, materiais...).
6. O amor aos objetos (roupas, coleções...).
7. O amor à doçura, à nutrição, à bebida.
8. O amor pelo olhar, a descoberta das relações amorosas.
9. O amor dos grandes sentimentos para ir ao encontro dos outros.
10. O amor aos espaços que reflitam sua personalidade (importância do quarto dele).
11. O amor ao invisível, à magia.
12. O amor pelo desconhecido, por tudo que está fora de controle.

A expressão do amor em relação ao chakra do coração é muitas vezes muito difusa no início da jornada da vida.

De maneira mais ampla, estamos também dentro dessa energia toda vez que agimos com a inteligência do coração.

Chakra 5: A vida adulta, a plena expressão

Corresponde ao quinto elemento, o **Éter**. Ele cobre o período entre 14 e 28 anos de idade.
É o início do ajuste progressivo da vida adulta, dos 14 aos 21 anos.
Depois, seu florescimento, dos 21 aos 28 anos, com a experiência da vida de casal, filhos, profissão... O jovem adulto firma-se no plano social e assume responsabilidades.
Ele toma consciência de sua expressão verbal, destinada a ser verdadeira e seguida de atos. Sua palavra assume poder.

A prática do quinto mudra (p. 62) estimula o chakra e permite ligar as funções da palavra e da escrita. Isso potencializa os atos de expressão: falar, escrever e expressar-se com o corpo. Essas funções se reagrupam para fazer desabrochar a personalidade do indivíduo.
Por exemplo: a prática do mudra pode ajudar a elaborar uma reflexão, a conduzir um projeto da maneira correta, a perseguir um objetivo até sua concretização.

Tudo isso deve ser construído em seu cérebro antes de se realizar. Quando esse chakra é ativado, a pessoa se autoriza a ter um futuro em todos os planos da consciência.

Para que o jovem se torne "criador" de sua vida, ele deve definir doze atitudes afetivas gravadas na memória desde a infância para encontrar serenidade.

1. O amor
2. O ódio
3. O desejo
4. A oposição
5. O desprezo
6. As críticas
7. A felicidade
8. A paixão
9. A injustiça
10. A alegria
11. A tristeza
12. O desespero

Essa etapa do chakra da garganta ajusta partes importantes da personalidade. São os elementos que definem os meios de expressão do homem em nossa sociedade.

Nós estamos nessa energia em qualquer idade, quando assumimos um novo trabalho ou construímos um novo lar. Podemos reforçar essa energia trabalhando especialmente o mudra correspondente.

Chakra 6: A força da idade

Corresponde a uma **energia mental**. Cobre o período de 28 a 42 anos de idade.

Depois de estruturar sua vida, o homem procura tornar-se competente e reconhecido em diversos domínios, até os 34-35 anos.

Depois, numa segunda fase, dos 35 aos 42 anos, ele começa a controlar sua energia para desenvolver apenas o essencial. É um período de síntese durante o qual ele se prepara para transmitir seu saber a outros.

A prática do sétimo mudra (p. 71) ligado com o chakra frontal permite uma abertura no plano intelectual e afetivo, a serviço do conhecimento e da realização.

Quando esse chakra é ativado, a pessoa tem os meios para analisar as situações, compreender os objetivos, associar o comprometimento afetivo com o intelectual, para desempenhar seu papel na sociedade.

Isso se apoia em duas funções da memória: conhecimento-inteligência e ação-vontade.

1. Conhecimento-inteligência

O conhecimento é um universo sem fim. Para chegar a dominar e realizar o objetivo de sua vida, o ser humano deve manter um estado de consciência que reagrupe os dois polos afetivos:

– desenvolver e dominar um saber;
– utilizá-lo com discernimento para passar à realização.

Então, ele se tornará um ser livre em seus atos e pensamentos. O conhecimento serve para o desabrochar do homem, da sociedade e do universo.

2. Ação-vontade

Hoje o homem é pressionado pela produtividade. Mais ainda, produzir é uma energia de trabalho que precisa ser constantemente estimulada. Para sair desse stress permanente, o ser humano precisa apoiar-se em si mesmo e encontrar o equilíbrio entre suas necessidades reais e as supérfluas. A prática do mudra ajuda a reagir diante dessa situação e a ver onde estão os limites entre os valores de produção e os valores próprios do indivíduo. O homem, um dia, deverá fazer uma escolha.

Essas duas memórias de conhecimento e de escolha devem desencadear uma evolução no indivíduo para que ele encontre seu caminho. Não é fácil manter o equilíbrio entre elas. Liberdade e força serenas precisam ser desenvolvidas para atingir suas capacidades de escolha. Suas ações não estarão mais sofrendo influências.

De maneira mais ampla, estamos também dentro dessa energia toda vez que observamos o âmago das coisas para chegar concretamente ao essencial.

A Ligação Terra-Céu: Rumo à sabedoria

Essa ligação formada de um Mudra e de uma Postura correspondente permite unir as partes inferior e superior do corpo. Ela unifica desse modo o corpo antes de passar para um outro plano com o sétimo chakra. É uma transição.

No período que vai de 42-45 a 60 anos, o homem se volta para os outros. Ele entra na idade do ensinamento, da transmissão de suas experiências e de seus conhecimentos. É o início da Sabedoria.

A prática do mudra ligado à fontanela abre um espaço de tempo para fazer uma pausa e tomar uma respiração profunda em nossa vida. Serve para depurar as ideias, os pensamentos que jamais puderam ser realizados, por um fenômeno de eliminação no plano espiritual. É uma purificação que mantém a parte essencial de nossa história e produz "uma segunda respiração". Sem isso, somos condenados a "repetir" nossas experiências, a envelhecer e a declinar.

Chakra 7: A sabedoria

Ele se situa à parte dos seis primeiros chakras porque **transcende o domínio da manifestação.**

Corresponde ao período após os 60 anos de idade.

O homem chega à Sabedoria. Os outros o procuram em busca de ajuda, de ensinamento. Ele tem conhecimento e abertura totais. Por meio de uma simples palavra ou até mesmo unicamente por sua presença, ele ajuda a pessoa em dificuldade a encontrar seu caminho. E ele mesmo, longe de se deixar levar pela velhice, tem como imensa tarefa assumir o controle de todas as dimensões do seu ser na unidade.

A prática do mudra ligado ao chakra da coroa abre o ser para a consciência universal.

Quando este chakra está ativado, ele recebe uma luz que se redistribui por todos os outros chakras. Isso provoca o despertar em todos os planos: despertar dos sentidos, desenvolvimento das percepções sutis, desenvolvimento da intuição, compreensão profunda dos seres e dos acontecimentos...

Essa evolução no plano pessoal permite ir além das pressões da sociedade, para trazer à luz os valores que são revelados no curso de todas essas etapas. A meditação sobre a vida permite a transmissão de sua habilidade no plano afetivo e intelectual. Ela chega ao ensinamento dos verdadeiros valores da sabedoria.

Esse conhecimento se alimenta de doze memórias:

1. O compartilhamento
2. A habilidade
3. A solidariedade
4. O senso da dor
5. A curiosidade
6. A beleza
7. O senso da violência
8. A generosidade
9. O dom
10. O pensamento livre
11. O contato com a alma
12. O senso da morte

A concretização dos valores deste chakra leva o homem a se tornar bom, generoso, tolerante e sensível.

Os chakras são guias para ir ao encontro da iluminação.

Mudra de encarnação	Afetivo: ligação familiar Físico: movimento do corpo Espiritual: assimilação das memórias primárias
Mudra do afetivo	Emoções sensoriais (cinco sentidos) Os cinco sentidos fundamentais
Mudra da ação	Movimentar-se Comunicar e aprender Esquema corporal Integração dos sentimentos Integração dos conflitos Integração da felicidade
Mudra do amor	Amor ao silêncio, música, luz, movimento, toque, objeto, doçura, olhar, sentimento, espaço, invisível, desconhecido
Mudra da criatividade	Amor, ódio, desejo, oposição, desprezo, crítica, felicidade, paixão, injustiça, alegria, tristeza, desespero
Mudra da maturidade	Conhecimento que vai além do saber Produção consciente
Mudra de ligação	Purificação para ir além de sua própria história em direção ao essencial
Mudra da sabedoria	Renascimento: compartilhamento, habilidade, solidariedade, senso da dor, curiosidade, beleza, senso da violência, generosidade, dom, pensamento livre, contato com a alma, senso da morte

Conclusão

Cada mudra, cada postura é como uma chave que possibilita o acesso a diferentes espaços dos chakras.

É a nota que faz vibrar os espaços do silêncio.

Todas as portas secretas do seu corpo se abrem uma após a outra, revelando o Infinito de cada tonalidade.

Cada novo espaço descoberto e posto em vibração entra em comunicação com o precedente.

Descubra o canto do seu corpo, do seu ser, transformar-se pouco a pouco em uma grandiosa sinfonia em uníssono com a do universo.

Cada postura é como uma porta, sendo o mudra o código secreto que lhe permite ter acesso à sua dimensão cósmica, esse espaço que você possui em si mesmo, tão perto que você não o vê, não o sente. De abertura em abertura, de nota em nota, deixe seu corpo vibrar e tocar a melodia da Vida no diapasão do universo.

Seu ser reconhece o CANTO CÓSMICO que embalou cada célula, cada átomo, cada irradiação de energia de seu corpo desde a noite dos tempos. Essa sinfonia revela sua natureza vibratória e permite que você encontre em si mesmo esse imenso ruído musical da origem do tempo e do espaço. Esse ruído universal no qual se banhou a origem da Vida. Participe do concerto da Vida.

Mergulhe em sua dimensão de VASTIDÃO e ETERNIDADE, sinta que, com naturalidade, seu coração se abre. Você é invadido por um fluxo contínuo de amor, esse Amor Universal que é inesgotável, que não se pode deter quando a porta está aberta e o véu descerrado, revelando o outro lado do mundo. Você se torna uma porta para o Infinito, abertura pela qual se derrama e se espalha em você e ao seu redor o Amor Universal.

Pratique essa sessão para que a porta se torne cada vez maior e que o rio do amor se avolume como na estação das cheias.

Nós oferecemos os mudras, as posturas, a sessão, para que cada um possa harmonizar o corpo, a energia, os sentimentos, os pensamentos, as inspirações.

Nós oferecemos essa melodia para que tenhamos cada vez um número maior de pessoas cantando a harmonia do Ser e do universo.

Cada vez que fizer essa prática, não se esqueça de que estamos todos ligados – cante para si, para os que estão próximos e para todos os outros.

Você terá um coração sem limites, capaz de conter a humanidade inteira.

Fazemos votos para que cada prática dessa sessão seja uma semente plantada na terra para que se desenvolva uma nova árvore de amor.

Bibliografia

* **Textos tradicionais**

> *Hatha Yoga Pradipika*, Swami Satyananda saraswati, éditions satyanandashram, 11 cité de Trévise, 75009 Paris.
>
> *La Gheranda Samhita*, Jean Papin, édition Almora.
>
> *Les yoga sutra de Patanjali*, apresentação original de Yves Mangeart, diretor da Escola de Yoga de Évian.

* **O yoga**

> R. Clerc:.
>> *Yoga de l'énergie*, Courrier du livre.
>> Manual de yoga, Volume 1, Courrier du livre.
>> Manual de yoga, Volume 2, Courrier du livre.
>> "Un art de vivre", *Revue yoga-énergie,* n° 17 bis.
>> *L'enseignement du yoga de l'énergie second degré*, Cariscript.
>> *L'enseignement du yoga de l'énergie troisième degré*, Cariscript.
>> *Souffle de vie*, Carisprit.

Trente leçons sur la concentration, Cariscript.
Un chemin pour l'ère nouvelle, Cariscript.
Yoga, oui... mais..., Cariscript.
Les 18 mouvements préliminaires, Cariscrispt.
Yoga du 3ᵉ millénaire, Cariscript.
La respiration, Le courrier du livre.

B.K.S. Iyengar:
Yoga dipika Lumière sur le yoga, Buchet Chastel.
L'arbre du yoga, Buchet Chastel.

Martine Texier:
L'attente sacrée, 9 mois pour donner la vie, Le Souffle d'Or.
Accouchement, naissance: un chemin initiatique, Le Souffle d'Or.

* **Os mudras**

Philippe Vincent:
Les Mudras, une gestuelle énergétique, Le Souffle d'Or.